AF460239

ANALYSE DE LA MÉDECINE,

ET

PARALLÈLE

DE CETTE PRÉTENDUE SCIENCE AVEC LA CHIRURGIE.

PAR UN CHIRURGIEN PHILANTROPE.

Fuge Medicos & medicamina. *Lobb.*

1790.

ANALYSE DE LA MÉDECINE,

ET

PARALLÈLE DE CETTE PRÉTENDUE SCIENCE AVEC LA CHIRURGIE.

L'ART DE GUÉRIR eſt d'une néceſſité ſi abſolue, qu'il eſt exercé chez tous les peuples du monde, ſauvages ou policés : petits ou grands, il n'eſt perſonne qui puiſſe ſe flatter de parcourir ſa carrière ſans y avoir recours. En conſéquence de cette utilité générale, pluſieurs Médecins & Chirurgiens qui le pratiquent avec diſtinction, & qui s'occupent de ſa perfection, ſe ſont empreſſés d'adreſſer à l'Aſſemblée Nationale differens mémoires pour obtenir la réunion de la Médecine à la Chirurgie : ils démontrent que la diviſion de cet art important en deux branches, (faite en Europe il y a environ six siècles,) a été plus nuisible qu'avantageuse au bien public. Les raisons que chacun d'eux apportent en faveur de son opinion sont si convaincantes, que l'auguste Assemblée, dont un des principaux objets est la réforme de cette multitude de vices & d'abus qui, sous toutes sortes de formes, se sont introduits dans les différentes branches de la société, a déjà prononcé cette réunion, depuis longtemps si desirée par toutes les personnes instruites qui s'intéressent au bien de l'humanité souffrante. Mais avant d'en publier le Décret, cette respectable Assemblée a chargé la Société Royale de Médecine de lui présenter un nouveau plan d'études pour ceux qui se destinent à l'exercice de cet art, qui désormais ne sera connu que sous la seule dénomination d'*Art de guérir*.

Il est temps en effet de détruire la distinction déplacée qu'on avoit pour la Médecine, & le préjugé injurieux qu'on avoit pour la Chirurgie. Autrefois, il est vrai, les Médecins étoient plus instruits que les Chirurgiens; mais ce temps n'est plus: les progrès & l'utilité de la Chirurgie sont si incontestables, que dans bien des pays on ne lui refuse plus la prééminence sur la

Médecine : elle jouit actuellement par-tout de la plus grande considération, & elle peut se flatter de la mériter par les services importans, & non équivoques, qu'elle ne cesse de rendre.

Comme cette réunion, ou si l'on veut cette réforme, pourroit alarmer beaucoup de personnes habituées à appeler un Médecin pour la moindre petite indisposition ; & que, sans doute, le plus grand nombre de ces Messieurs n'entreprendra point de les rassurer ; je vais, à leur défaut, tâcher de le faire, en mettant sous les yeux du public une Analyse exacte de la Médecine. Par ce moyen chacun pourra juger par soi-même du degré de confiance que méritent les savantes recettes des Médecins.

Cette Analyse, que j'ai abrégé autant qu'il a été possible, pour ne point ennuyer le lecteur, est extraite des ouvrages des plus habiles Médecins-praticiens. J'en ai cité un très-grand nombre, afin qu'on ne puisse en douter, & qu'on puisse me rapprocher d'eux, si on le croit nécessaire.

Un Médecin de bonne foi peut-il disconvenir que sa profession est & sera encore longtemps enveloppée de tant d'obscurités, qu'en vérité c'eſt abuſer des termes que de lui donner le nom de *ſcience*. On appelle *ſcience*, la réunion de principes certains, qui conduiſent à des réſultats évidens. Or, Meſſieurs les Médecins, pouvez-vous en conſcience dire que la partie de l'Art de guérir que vous exercez, préſente cet avantage ? a-t-elle des principes certains ? donne-t-elle des réſultats évidens ? C'eſt ce que je vais examiner.

Depuis plus de ſix ſiècles que votre travail ſur le corps humain eſt réduit en méthode, & que vous ſoumettez les vivans & les morts à vos obſervations, avez-vous arraché le moindre ſecret à la nature ?

Vous ne ſavez ni comment le corps animal ſe forme, ni comment il ſe conſerve, ni comment il périt. *Naître*, *vivre* & *mourir*, voilà l'hiſtoire de l'homme en trois mots : & ces trois mots ſont pour vous trois myſtères également impénétrables.

Vous n'avez aucune idée certaine ſur la nature de la machine humaine, ſur l'enſemble & l'accord de ſes différens reſſorts : vos diverſes ſectes de *Galéniſtes*, de *Machiniſtes*, de *Staliens*, de *Chymiſtes*, &c., ſe taxent réciproquement d'ignorance.

Vous ignorez la nature du *ſang* ; & tous les fourneaux chymiques n'ont pu parvenir à en faire une analyſe exacte. Les *ſouffres*, les *ſels*, les *huiles*, & autres ingrédiens que quelques-uns ont prétendu y trouver, ſont traités par d'autres de chimères.

Vous n'avez que des conjectures & des ſyſtêmes contradictoires ſur la circulation, & ſur la cauſe qui la produit ; vous ne pouvez aſſigner aucune raiſon ſolide qui détermine le cours du ſang du centre aux extrêmités, plutôt que des extrêmités au centre, par une circulation inverſe.

Vous n'entendez rien à la force *propulſive du cœur & des artères ;* tous vos calculs ſur cet article ſont des abſurdités qui n'en impoſent pas aux gens inſtruits.

La ſtructure & la deſtination du *cerveau* ſont encore une énigme pour vous.

Il ne faut pas vous demander ce qui produit *le mouvement alternatif de la poitrine :* vous dites bien que le *poumon* fait l'office d'un *ſoufflet*, qui reçoit l'air & le rend ; mais ce ſoufflet ne ſe *meut* pas tout ſeul ; il faut une cauſe qui le mette en mouvement ; & c'eſt cela que vous n'avez jamais pu deviner.

Vous n'en ſavez pas davantage ſur l'utilité

& ſur l'uſage du *poumon :* vous ignorez pourquoi cet organe eſt d'une ſi grande importance à la vie, & s'il eſt vrai qu'il conduiſe de l'air dans la maſſe du ſang.

Jamais vous n'avez connu l'uſage & la deſtination de la *rate.*

L'*eſtomac* eſt encore pour vous un ſujet de diſputes. Vous êtes de parfaits apprentifs ſur le mécaniſme de la *digeſtion* : ſe fait-elle par *trituration*, par *fermentation*, par *coction*, par *diſſolution ?* Ce ſont autant de problêmes qui ſont encore à réſoudre.

La *ſécrétion* des humeurs & leur *filtration* à travers les organes, vous tournent la tête. Vous n'avez jamais pu expliquer comment ſe formoient la *bile*, la *ſalive*, l'*urine*, la *ſueur*, &c.

Le *genre nerveux* eſt un vrai labyrinthe où vous vous perdez, quand vous avez la témérité de vous y engager.

Il ne faut pas vous interroger ſur *les mouvemens des muſcles*, ſur le mécaniſme de leur *contraction.* Enfin, quelque fonction du corps humain qu'on puiſſe choiſir pour en obtenir l'explication, on ne doit attendre aucune ſolution ſatisfaiſante.

Vous êtes réduits au ſilence, ou à des explications inintelligibles, quand on vous met ſur le chapitre des *tempéramens*. On dit ſans ceſſe qu'il faut qu'un Médecin ait égard *au tempérament du malade :* cela peut être vrai ; mais il eſt également vrai que la Médecine n'a pas encore acquis le talent de tirer parti de cette connoiſſance.

Ceux d'entre vous qui ſont de bonne foi, avouent que la conſidération du tempérament leur eſt inutile pour *l'application des remèdes*, & qu'elle ne peut tout au plus ſervir que pour le régime.

A l'égard des Médecins qui s'aviſent de raiſonner ſur le tempérament du malade, pour le faire entrer dans la combinaiſon des remèdes, malheur au malade qui ſe laiſſe approcher de ce funeſte ſavant ! » De toutes les notions vagues » de la Médecine, il n'y en a aucune, dit » M. Clerc, qui fourniſſe davantage à la *Mé-* » *decine homicide.* «

D'après cela, il n'eſt pas étonnant qu'on vous trouve ſi embarraſſés, quand il s'agit de connoître une maladie, d'en aſſigner le ſiège & la nature. La maladie eſt le dérangement d'un ou de pluſieurs organes. Pour raiſonner pertinemment ſur ce dérangement, il eſt clair qu'il faut au préalable bien connoître l'état naturel du corps. L'imperfection de la *Physiologie* entraîne donc nécessairement celle de la *Pathologie*.

Voilà pourquoi vous n'avez que des incertitudes douloureuses & des contradictions désespérantes à offrir, à quiconque vous appelle à son secours.

L'un accuse un organe, celui-ci un autre : celui-là trouve la cause de la maladie dans le vice des fluides, celui-ci dans le vice des solides: un autre soupçonne la dissolution du sang, un autre son épaississement. L'un soutient qu'il faut donner de la tension aux fibres, l'autre qu'il faut les relâcher : un autre rejette ces idées, il voit tout dans une transpiration interceptée ; mais son confrère combat son systême, en lui parlant du systême nerveux, &c. Et pendant ces débats, le malheureux malade est réduit à se livrer à sa bonne fortune.

Aussi le public est-il bien persuadé, & d'après sa malheureuse expérience, que sur cent maladies, il y en a quatre-vingt-dix-neuf que vous traitez au hasard, sans être assurés de votre fait, & aux risques de traiter l'une pour l'autre.

Mais quand vous seriez assurés de distinguer l'espèce de maladie, de quoi cela sert-il au malade, si vous ne savez pas la guérir ? Or, pour guérir une maladie, il faut en connoître la caufe ; & , de l'aveu de vos plus grands Maîtres, cette caufe vous eft prefque toujours impénétrable.

Il eft de fait que vous ne connoiffez point le mécanifme de la *fièvre* ; & M. Lieutaud, l'un de vos célèbres Docteurs modernes, fait l'aveu que » pour favoir quelque chofe fur cette ma- » tière, il faut commencer par oublier tout ce » qui a été écrit & enfeigné jufqu'à préfent. « *tom. 1. pag. 2.*

Vous n'avez jamais conçu le retour périodique des *fièvres quotidiennes*, *tierces*, *quartes*, *doubles tierces*, &c. Cette rémittence & intermittence a tourmenté en vain votre imagination.

L'*apoplexie*, la *paralyfie*, toutes les efpèces de maladies nerveufes font encore, de votre aveu, l'opprobre & le défefpoir de la Médecine.

Vous n'êtes pas plus avancés fur *l'hydropifie*, *la phtifie*, *les obftructions*, *l'afthme*, *les humeurs froides*, *le cancer*, *la goutte*, *la colique*, *le flux hémorroïdal*, *la tympanite*, *la rage*, *&c. &c.*

Il n'y a pas jufqu'aux indifpofitions les plus fimples qui ne foient au deffus de vos forces, comme *le cochemard*, *la migraine*, *le rhume*, *la fluxion*, *&c.*

Ce n'eſt pas que vous ne vous mêliez quelquefois d'expliquer les cauſes de ces différentes maladies, pour faire croire que vous y entendez quelque choſe : mais l'on ſait bien que cette explication eſt donnée par complaiſance pour vos malades, & pour n'avoir pas l'apparence d'ignorer ce qu'on vous demande.

Cette petite ruſe vous eſt permiſe par vos caſuiſtes, & ſingulièrement par le Docteur Le François, dans ſon ouvrage ſur la *Médecine* & les *Médecins ;* à condition néanmoins de ne pas pouſſer la plaiſanterie plus loin, & de ne lui donner aucune influence ſur le choix des remèdes.

» Quelqu'ingénieuſes, dit-il, que ſoient les » explications que les Auteurs ont imaginées » touchant ce qui ſe paſſe dans le corps, & » qui dépend de ſes parties inſenſibles, & tou- » chant *la convenance* ou *diſconvenance qu'il y a* » *de la nature des remèdes avec celle des maladies*, » *ce ſont toujours des imaginations.* Les ſyſtêmes » des Médecins étant fondés ſur des *ſuppoſitions* » *imaginaires*, c'eſt manquer de jugement que » de les prendre pour règle qu'on puiſſe ſuivre » dans la pratique de la Médecine. «

» Les bons Médecins, ajoute-t-il dans un

» autre endroit, se conduisent par l'expérience, » ou par des raisons qui en sont tirées ; & s'ils » *expliquent* quelquefois la cause & la nature » des maladies, ce n'est que pour satisfaire » *la curiosité des malades ou des personnes qui sont* » *présentes*, comme on fait à l'égard des *enfans* » qu'on amuse avec des *babioles*, pour les em» pêcher de crier. « *tom.* 2. *pag.* 379.

Ainsi, Messieurs, ne croyez pas que tout le monde soit dupe des explications que vous hasardez, soyez sûrs que beaucoup de personnes instruites savent actuellement à quoi s'en tenir.

Mais, d'un autre côté, voyez aussi quel fonds l'on peut faire sur vos secours, d'après l'aveu bien établi, que vous ne connoissez rien à la théorie des maladies.

Vous vous conduisez auprès de vos élèves, dans vos écoles, comme au chevet du lit de vos malades, en leur débitant des systêmes hasardés, des hypothèses contradictoires, & des observations fautives, que tout homme de bon sens s'empresse d'oublier bientôt.

Tel de vos écoliers seroit en état de disputer une chaire de Professeur, qui seroit bien embarrassé de traiter méthodiquement une fièvre ordinaire.

Il n'y a donc point d'autres reſſources pour les malades, que de ſe confier à votre *expérience* & à votre *obſervation*. Mais voici un autre Docteur qui ne vient point les raſſurer : c'eſt M. Sauvages qui prétend que l'*obſervation* & l'*expérience* ſont inſuffiſantes ſans le ſecours de la théorie. » C'eſt ſe jouer, dit-il, de la vie » des hommes, que d'entreprendre de pratiquer » la Médecine ſans être verſé dans la théorie. « *Noſolog. tom. 1.*

Or, en joignant ces deux aſſertions, on ſe trouve déchus de toute eſpérance ; car, d'un côté, voilà des Médecins qui déclarent que la *théorie* des maladies eſt impénétrable, que tout ce qu'on en ſait ne conſiſte qu'en *imagination* & en *rêveries* : & de l'autre, voilà un fameux Docteur qui déclare que, ſans la connoiſſance de la *théorie*, il n'y a pas d'eſpérance à la curation des maladies, & qu'on ne peut même la tenter *ſans ſe jouer de la vie du malade :* il réſulte donc, clair comme le jour, que votre ſcience n'eſt qu'une vraie chimère & une témérité dangereuſe, attentatoire à la ſûreté du genre humain.

Mais en admettant, Meſſieurs, que l'*obſervation* & l'*expérience* puiſſent ſuppléer quelquefois à la *théorie* ; il faudra au moins avouer que la Médecine, réduite à cet état, retombe dans un *empirifme* pour lequel vous témoignez vous-mêmes tant de mépris.

Vous direz peut-être que votre empirifme eft raifonné, & fondé fur des réfultats obfervés & combinés.

On vous demande alors comment il vous eft poffible de vous procurer la connoiffance de ces obfervations. Il n'y a que deux moyens pour cela : la *tradition* ou l'*obfervation perfonnelle.*

A l'égard du premier, on ne doit pas y faire grand fond, parce qu'en matière d'*obfervations*, il eft toujours de la dernière imprudence de fe fier à autrui, & de raifonner d'après des yeux étrangers.

Ne dites pas qu'il faut faire une exception pour les Auteurs qui ont écrit fur la Médecine, parce qu'ils y ont apporté une exactitude au deffus de tout reproche. On fait au contraire, de très-bonne part, que l'art de faire des obfervations juftes & de les tranfmettre avec exactitude, art auffi rare que précieux, n'a pas été le partage de vos prédéceffeurs. » Il n'y en a » aucun auquel on puiffe fe fier entièrement; » & la plupart font remplis de vains & longs

» raisonnemens, dans lesquels les Auteurs dé» bitent ce qu'ils imaginent, & semblent bien » plutôt vouloir prescrire des loix à la nature » & la faire agir selon leurs idées, qu'ils n'en » éclaircissent la conduite & n'en suivent les » mouvemens. « Le François. *tom. 1. pag. 283.*

Votre fameux Hyppocrate, votre divin vieillard de Cos n'est pas même excepté de la classe de ces mauvais observateurs.

Pendant que plusieurs d'entre vous s'extasient devant ses ouvrages, *d'autres, ni moins instruits, ni moins éclairés*, n'y trouvent qu'*une histoire tronquée des maladies, beaucoup d'incertitude dans le pronostic, & encore plus d'obscurité dans le traitement.*

M. Lieutaud prétend » que plusieurs d'entre » vous n'en parlent *avec vénération*, que parce » qu'ils savent qu'il est du *bon ton* de l'admirer, » pour avoir l'air de l'avoir étudié. «

Ceux qui possèdent le mieux leur *Hyppocrate*, ne sont pas même d'accord entre eux sur l'explication de ses Aphorismes, qu'ils entendent quelquefois d'une façon différente. On prétend que depuis six siècles vous disputez sur le 22e Aphorisme de la 1ere section.

Combien de milliers de malades ont été les

victimes

victimes de ces obſervations fautives, ſur la foi deſquelles vous vous êtes conduits ! ces funeſtes mépriſes ſont avouées par un de vos Auteurs, qui leur reproche *de s'être joué de la vie & de la ſanté des hommes*. Hecquet les accuſe d'avoir *tué* après leur *mort*.

M. Clerc aſſure que preſque toutes les *Pathologies* ſont *infidèles*.

D'après cette idée qu'on donne du mérite de vos *obſervateurs*, on ne doit pas faire un grand cas des lumières qu'ils vous procurent.

Il ne reſte donc que vos *obſervations perſonnelles* qui ſoient en état de raſſurer les malades : mais vos livres apprennent encore qu'aucun Médecin n'eſt en état de tenir, de ſa propre expérience, aſſez d'obſervations pour pouvoir s'en faire un guide aſſuré.

Comment un ſeul homme pourra-t-il en effet connoître pluſieurs milliers d'eſpèces de maladies, diſtinguer leurs nuances, leurs variétés, leurs différens ſymptômes ? Un de vos Auteurs aſſure » qu'il ſeroit néceſſaire d'avoir traité au » moins dix mille malades de la petite vérole, » avant de pouvoir découvrir par ſoi-même » quel remede convient le mieux dans le cas » dont il s'agit. « Le François. *tom*. 2. *pag*. 76.

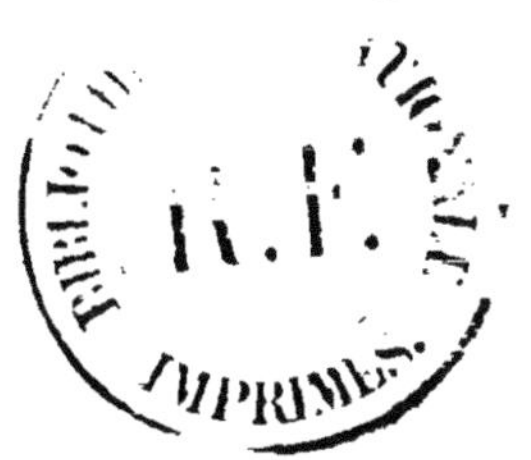

» Or, continue-t-il, il n'y a pas de Médecin
» quelqu'employé qu'il ſoit, qui ait traité un
» ſi grand nombre de malades attaqués de la
» petite vérole, ou de telle autre maladie que
» ce ſoit : un homme ne peut donc pas, de
» ſa propre expérience, découvrir ce qui réuſſit
» le plus en pareille occaſion ? «

Le même Auteur atteſte qu'un Médecin ne peut tenir compte d'une obſervation quelconque, qu'il ne l'ait vérifié au moins cent fois ; ſans quoi l'obſervation doit être regardée comme ſuſpecte : d'où il conclut qu'il eſt impoſſible à un ſeul homme de ſe faire un *code* de ſa propre expérience, & qu'il faudroit *pour cela qu'un Médecin vécut pluſieurs milliers d'années*. pag. 80.

Mais ſi le Médecin ne peut trouver de moyens aſſurés d'étudier ſon art, ni dans le *raiſonnement*, ni dans *ſa propre expérience*, ni dans *l'expérience traditionnelle de ſes prédéceſſeurs*, dites donc où vous irez puiſer votre ſcience ? car, en otant & la *théorie* & l'*obſervation*, il ne vous reſte plus d'autre reſſource que de la tenir par *infuſion*.

Mais ſuppoſons pour un inſtant, qu'à l'aide d'une longue *expérience*, d'une ſuite d'*obſervations exactes*, combinées avec une *excellente judiciaire*, & d'une *pénétration ſupérieure*, il ſoit poſſible de ſuppléer au défaut de la théorie : où trouvera-t-on un être *privilégié* qui réuniſſe tant d'avantages ? Vous conviendrez, avec tout le monde, qu'un pareil phénomène ne ſe rencontre pas aiſément.

Cardan prétend qu'il faut *mille* ans à la nature pour produire un bon Médecin. Vos Auteurs modernes avouent que la ſcience de la Médecine ſurpaſſe les forces d'un *eſprit ordinaire;* qu'un *génie ſupérieur* peut avec peine y atteindre; & qu'elle doit être conſidérée comme un don céleſte, réſervé à un petit nombre.

Hecquet aſſure » que les profondeurs de la » Médecine ſont telles, qu'on peut vieillir en » la pratiquant, ſans les pénétrer. «

Si jamais quelqu'un a paru doué du génie médical, ce fut ſans doute Hyppocrate, qui, dans le cours d'une longue carrière, eut l'avantage de fortifier ſes lumières naturelles par des obſervations nombreuſes. Or, cet illuſtre vieillard, en faiſant ſur la fin de ſes jours le recenſement de ſes connoiſſances & de ſes ſuccès, avoue qu'il ne trouve dans cet examen qu'un ſujet de *honte* & de *confuſion.*

» Je me connois, dit-il, plus digne de *blâme* » que d'*éloge* ; & parvenu à une extrême

» vieilleſſe, je ſuis encore bien loin de poſſéder » la ſcience de la Médecine. «

Suivant ce même Hyppocrate, le comble de l'excellence du Médecin eſt de faire *moins de fautes qu'un autre.* Vehementer hunc Medicum laudarem, qui minùs peccet.

Or, s'il eſt vrai, qu'un Médecin coûte tant à faire à la nature, quelle idée doit-on avoir de ceux que vous *fabriquez* tous les jours dans vos écoles ? à qui perſuaderez-vous que vous avez trouvé le moyen de faire, en trois ou quatre ans, ce que la nature ne peut faire que dans des milliers d'années, & que la vocation particulière à cet état s'applique avec *un bonnet de Docteur ?*

Néanmoins, Meſſieurs, je veux bien ne pas prendre à la rigueur ce qui eſt atteſté par vos Auteurs, & croire que la Médecine n'eſt pas auſſi difficile qu'ils le prétendent, qu'elle n'exige pas des qualités *ſupérieures*, ni *un génie extraordinaire*, au deſſus de la portée du commun des hommes, & que tout homme de bon ſens a de juſtes prétentions à pratiquer cette ſcience avec ſuccès, après pluſieurs années d'*études*, d'*expériences* & d'*obſervations.*

Vous voyez, Meſſieurs, que je vous place

dans un hypothèse bien favorable, en supposant que chacun d'entre vous a reçu du ciel les talens propres à exercer une science qu'Hyppocrate reconnoissoit être au dessus de ses forces.

Mais au moins, avouerez-vous que, pour parvenir à cette *expérience* qui fait la base de votre science, il faut un grand nombre *d'années d'observations.*

Or, il est évident que ce cours ne peut se faire qu'aux dépens des malades ; & cette vérité est si frappante, qu'elle vous a perpétuellement été reprochée : *per mortes agunt, & de corio luditur humano*, disoit Pline.

Hecquet assure que les Médecins se préparent des remords pour l'avenir, & que sur leurs vieux jours ils forment une Confrérie de *Pénitens.*

Vos Auteurs anciens & modernes font l'aveu qu'un Médecin n'arrive à la science *qu'à travers des bataillons de morts.*

M. Clerc, dans son Traité de l'homme malade, page 32, propose au Gouvernement un établissement pour empêcher les jeunes Médecins *de se jouer de la vie des hommes & de vivre d'homicides.*

Ainsi, les malades sont donc destinés à servir

à vos *essais ?* Cette considération est d'autant plus effrayante, qu'il n'y a aucun moyen d'éviter le danger. Votre science est si équivoque, qu'elle ne laisse pas même d'indices pour reconnoître ceux qui en ont quelque teinture.

Direz-vous qu'il faut choisir entre ceux que la voix publique & la vogue générale désignent comme les plus capables ? Quelle ressource ! Chacun ne sait-il pas bien que la célébrité n'est pas toujours le garant du mérite ; que la renommée peut s'obtenir par le concours heureux des circonstances, par l'esprit de souplesse, d'hardiesse, & même d'impudence, par des protections, & plusieurs autres voies qui, bien loin de supposer le mérite, en font quelquefois l'exclusion.

Pour que la Médecine ne fut pas une chimère, il faudroit qu'un Médecin ne quittat pas de vue son malade, & le surveillat au point de tenir regiftre de toutes les sensations momentanées qu'il éprouveroit : on sent bien que cela est impossible ; mais au moins faut-il avouer que plus on s'éloigne de ce procédé, moins on est utile au malade, & qu'à cet égard les moins occupés sont les plus précieux.

Floyer, Médecin Anglois, *asthmatique* pendant trente ans, fit un Traité de l'*afthme*, dans lequel il s'étudia à retracer tous les fymptômes de fa maladie jour par jour : malgré cette attention fcrupuleufe, M. Lieutaud prétend qu'il s'eft trompé fur l'efpèce de fa maladie, & *qu'il eft mort fans la connoître.* tom. 1. pag. 356.

Si un malade, Médecin de profeffion, n'eft pas parvenu à bien caractérifer une maladie chronique, dont il fentoit à chaque inftant les effets, pendant trente années, qu'on juge quel cas l'on doit faire, Meffieurs, de vos décifions fur un fimple apperçu fait en courant!

Auffi rien n'eft-il plus commun que de vous voir prendre le change fur une maladie, & ne connoître *qu'à l'ouverture du cadavre* que vous vous êtes trompés. (*a*)

(*a*) Je ne citerai qu'un fait arrivé tout récemment.

Un fameux Docteur, qui ne doute de rien, fut appelé pour un enfant légèrement indifpofé : fur le champ, d'un ton décidé, il annonce que la maladie eft vermineufe, & en conféquence il gorge l'eftomac du pauvre petit infortuné de drogues, qui produifirent un effet tout oppofé à celui que defiroient les parens, c'eft-à-dire qu'elles le tuèrent.

L'ouverture du corps fut faite, en préfence du Docteur, par deux jeunes Etudians, non en Médecine, mais en l'Art de guérir ; ils lui prouvèrent, par l'examen le plus fcrupuleux de l'eftomac & de tout le canal inteftinal, que les vers n'avoient exiftés que dans fon imagination.

L'indication des remèdes offre la même incertitude. De plusieurs Médecins assemblés en consultation, l'un opine pour la saignée, l'autre la déclare dangereuse ; celui-ci veut les vésicatoires, celui-là les bains ; tel autre s'en tient aux purgatifs, & tel autre reclame les altérans : & cette tumultueuse cohorte, appelée pour le secours du malade, lui procure, par ses contradictions, un supplice nouveau.

Bohnius, savant Docteur allemand, rapporte le débat de deux Médecins, qui, dans une consultation où ils conseillèrent une pomme cuite sous la cendre à leur malade, se disputèrent sur la façon dont elle seroit cuite ; l'un prétendoit

---

En outre, comme ces jeunes Etudians sont beaucoup plus instruits en anatomie, que ledit Docteur en l'Art d'en faire accroire, ils lui apprirent que le foie & la vésicule du fiel sont toujours, dans les jeunes enfans, proportions gardées, beaucoup plus considérables que dans l'adulte, ce que le Docteur ignoroit, parce que probablement il n'a jamais vu d'enfans ouverts, & raison pour laquelle il étoit disposé, ne trouvant point de vers, à attribuer la cause de la mort au volume du foie & de la vésicule.

Quelques jours auparavant, ce même Docteur, de peur d'avoir un affront pareil au précédent, s'est opposé à l'ouverture du corps d'un Apothicaire, sur la maladie duquel il avoit beaucoup déraisonné, & à la mort duquel il avoit en conséquence eu sa bonne part.

qu'elle feroit enveloppée d'un papier gris, & l'autre d'une feuille de vigne. La difpute fe termina par des coups de canne. La conclufion, il eft vrai, eft germanique.

Il y a un autre reproche bien plus grave encore à vous faire, fur l'entêtement de chacun de vous pour faire prévaloir fon opinion & fon fyftême dans le traitement d'une maladie, au point de ne pas admettre auprès du malade un remède qui feroit d'ailleurs reconnu pour être falutaire : & la vanité l'emportant fur le devoir, on a vu plus d'un Médecin fe réfoudre à laiffer périr le malade, plutôt que de le voir guéri par un de fes rivaux.

Je n'aurois jamais foupçonné cette affreufe vérité, fi elle ne nous étoit révélée par un de vos Auteurs bien digne de foi.

» Rien n'eft plus oppofé aux progrès de la » Médecine, dit M. Clerc, que ces jaloufies, » ces haines qui la divifent, & qui font quel- » quefois, je frémis de le dire, abandonner ou » facrifier un malade, *au lâche & meurtrier dépit* » *de le voir guérir par un autre.* « Traité de l'homme malade, *tom. 1. pag. 53.*

Combien la fituation d'un malade n'eft-elle pas à plaindre, s'il a en même temps à combattre & l'*ignorance* du Médecin & sa *vanité !*

Quel dégré de confiance le public doit-il avoir dans une science qui nous offre tout-à-la-fois de l'incertitude dans les deux points qui lui servent de base ; savoir, *la connoissance de la maladie & l'application des remèdes ?*

Mais comment seriez-vous d'accord sur le genre de traitement convenable ? Il faudroit pour cela que vous sussiez certains de l'effet qu'opère chaque médicament ; & c'est précisément ce que vous ignorez ?

Depuis que vous usez de la saignée, vous n'avez jamais pu expliquer d'une manière uniforme son effet, faute d'avoir des idées bien saines sur la *circulation.* On connoit vos violentes querelles sur la saignée, *dérivative*, *révulsive* & *spoliative.* (*b*)

(*b*) La saignée *dérivative* est celle où l'on se propose de déterminer vers une partie une plus grande quantité de sang que celle qui y passe.

La saignée *révulsive* est celle où l'on se propose de détourner de certaines parties le sang qui s'y porte en trop grande abondance.

La saignée *spoliative* est celle où l'on se propose de diminuer la partie rouge du sang.

Il y a eu ſans doute des cas où la ſaignée a été ſuivie d'un grand ſuccès; la cauſe en eſt peut-être toute différente que celle que vous préſumez. Hecquet a fait un ouvrage dans lequel il établit cette incertitude ; & c'eſt à raiſon de cette incertitude, que vous êtes ſi partagés entre vous ſur l'efficacité de la ſaignée, ſur le temps de ſon application, & ſur le nombre des ſaignées.

Les uns croyant que toute la force de l'homme réſide dans ſon ſang, & qu'il eſt important de la lui conſerver pour lutter contre la maladie, n'emploient la ſaignée qu'avec la plus grande répugnance & à la dernière extrêmité. L'annotateur de M. Sauvages parle d'un Médecin de ſa connoiſſance, qui n'employoit jamais la ſaignée, même dans les maladies inflammatoires, & qui les guériſſoit fort bien avec des boiſſons rafraîchiſſantes & humectantes, & avec des purgatifs doux.

D'autres, au contraire, prétendant que la quantité de ſang n'eſt pas eſſentielle à la ſanté, & que même elle arrête les mouvemens du cœur, trouvent au bout d'une lancette le remède à tous maux ; & ſi ſept ou huit ſaignées ne ſuffiſent pas, ils en ordonnent davantage ;

quelques-uns même ne ſont contens, que lorſque le malade eſt parvenu à un état de *défaillance* ou de *ſyncope*.

Ceux-ci ſont traités de *bouchers* par les Médecins purgeant, que de leur côté ils tournent en ridicule, en les appelant *ſtercoraires*.

D'autres Médecins, prenant le milieu, reconnoiſſent l'utilité de la ſaignée en certains cas, & ſon danger dans d'autres. Si vous manquez l'inſtant, diſent-ils, ou ſi vous vous méprenez ſur l'indication, le malade périt.

Or, cette indéciſion eſt auſſi redoutable, en ce qu'elle laiſſe toujours la perplexité de ſavoir quels ſont les cas qui déterminent l'indication de la ſaignée, le lieu & le nombre: l'un veut qu'en telle maladie on uſe de la ſaignée, l'autre dit que ce n'eſt pas là le cas: celui-ci ne permet que deux ou trois ſaignées, celui-là les veut en grand nombre, *uſque ad deliquium*.

Même embarras ſur le lieu: l'un veut une ſaignée du *bras*, l'autre du *pied*, l'autre à la *jugulaire*. Et tout cela, comme je vous l'obſervois il y a un inſtant, parce que vous ne connoiſſez rien au mécaniſme de la circulation du ſang, qui pourroit ſeule vous inſtruire ſur le véritable effet de la ſaignée. (c)

(c) Les bons Praticiens, d'après l'obſervation, ont entièrement abandonnés tous les ſyſtêmes de dérivation & de révulſion; ils ne croyent plus que la ſaignée puiſſe produire d'autres effets que celui de diminuer la quantité du ſang, n'importe à quelle partie du corps elle eſt faite.

Peut-on raiſonnablement penſer différemment, lorſque l'on conſidère 1° la circulation, 2° les opinions biſarres & changeantes des Médecins, 3° enfin l'obſervation qui toujours eſt le meilleur guide.

1° La circulation eſt ce mouvement du ſang, par lequel il eſt déterminé du cœur vers les extrêmités du corps, par le moyen des artères; & rapporté de ces extrêmités vers le cœur, par le moyen des veines. Cette courte définition de la circulation, fait voir que le ſang de toutes les parties du corps, part d'une ſeule & même ſource, & y retourne continuellement.

2° Les opinions arbitraires & ridicules des Médecins, ſervent auſſi beaucoup à démontrer le faux de leurs ſyſtêmes. Autrefois pour les maladies de la rate, on ſaignoit ſur la main gauche, à une veine qui ſe porte vers le petit doigt. Pour les maladies de la tête, à une veine qui rampe entre le pouce & l'index. Les anciens Docteurs perſuadoient auſſi aux femmes groſſes & prêtes d'accoucher, que la ſaignée ſur la main affoibliſſoit moins que celle du bras. La ſaignée du front, des tempes & de l'occiput, a très-longtemps été miſe en uſage pour toutes les maladies opiniâtres de la tête. Celle du grand angle de l'œil, pour les inflammations des yeux. Celle des veines jugulaires ou du cou, pour les affections ſoporeuſes & autres maladies graves de la tête. Celle des veines ranines qui ſe trouvent ſous la langue, pour l'eſquinancie inflammatoire. Celle du pied, pour les différentes maladies de la tête, de la poitrine, pour les ſuppreſſions des règles & des hémorroïdes. Quant à celle

On en peut dire autant des *véſicatoires*, que vous employez pour attirer l'humeur à l'ex-

du bras, elle eſt la ſeule à laquelle on n'ait pas aſſigné de département particul.er, on s'eſt contenté de dire qu'il falloit ſaigner du bras droit, lorſque la douleur étoit du côté droit, & du bras gauche, lorſque la douleur ſe faiſoit ſentir du côté gauche.

3° L'obſervation enfin, qui tôt ou tard culbute tous les plus beaux raiſonnemens, ſur-tout lorſqu'ils ſont plus ſpécieux que ſolides, a inſenſiblement fait diſparoître toutes les propriétés imaginaires des différentes ſaignées dont je viens de parler. Elle a de plus démontré, & d'une manière non équivoque, que la ſaignée, telle qu'elle ſoit, du pied, du bras, ou de la gorge, ne produit jamais d'autres effets que celui de diminuer le volume du ſang.

Malgré cela, les femmes en général, & certains Docteurs intéreſſés à entretenir les préjugés du public, ont conſervés une confiance aveugle, dans certaines circonſtances, pour la ſaignée du pied, ou pour celle du bras. Par exemple, lorſqu'il eſt queſtion des règles, ſoit qu'elles ſoient ſupprimées, ou qu'elles n'aient point encore parues, & que le temps de leur apparition ſoit arrivé, le préjugé veut que la ſaignée du pied, & point d'autres, ſoit miſe en uſage. Je peux cependant aſſurer que depuis environ vingt ans que j'étudie & pratique, non l'art d'en faire accroire, ou la Médecine, mais l'Art de guérir, il m'eſt arrivé un très-grand nombre de fois, ainſi qu'à bien d'autres vrais praticiens, d'obtenir l'effet deſiré en pratiquant la ſaignée du bras; pourvu toutes fois que la ſaignée ſoit indiquée par une pléthore ou abondance réelle; car ſi le contraire a lieu, & qu'il y ait foibleſſe, pâleur, bouffiſſure de viſage, elle ſera toujours plus ou moins nuiſible, & quelquefois même mortelle faite au pied ou au bras: j'en donnerai tout-à-l'heure un exemple frappant. Pluſieurs fois auſſi, dans des térieur, ſans connoitre comment ils opèrent. Pour être en état de faire un uſage raiſonné

---

bleſſures graves, je me ſuis trouvé dans la néceſſité de ſaigner du bras des filles ou femmes ayant leurs règles, & je puis également affirmer que je les ai plus ſouvent vu augmenter dans le moment, que ſe ſupprimer, & que jamais je n'en ai vu réſulter le moindre accident, parce qu'avant de me déterminer à ſaigner, j'examinois bien les forces de la malade. Combien de fois des ſaignées du bras faites à des femmes enceintes, foibles, n'ont-elle pas occaſionnées des fauſſes couches ? * Et combien de fois, au contraire, des ſaignées du pied faites à des filles fortes pour rappeler leurs règles, que l'on croyoit ſupprimées par d'autres cauſes que par la groſſeſſe, n'ont-elles rien produites ? Le fameux ſyſtême de la révulſion & de la dérivation, imaginé par des Médecins-mécaniciens qui ont comparés notre corps à une machine hydraulique, eſt donc une chimère. L'effet de la ſaignée eſt donc toujours en raiſon de la force ou de la foibleſſe du ſujet, & non en raiſon du lieu où on la pratique. Le fait ſuivant, malgré tout ce qu'on a pu dire à ſon ſujet, va confirmer mon opinion.

Un Médecin fut dernièrement appelé pour une jeune fille d'environ 16 ans, non réglée, attaquée de pâles couleurs & indiſpoſée depuis quelques jours; l'ayant examiné, il juge à propos d'ordonner une ſaignée du pied. Le Chirurgien arrivé trouve la malade dans un tel état de foibleſſe, que le pouls ſe faiſoit à peine ſentir; il fait quelques repréſentations aux parens, pour tâcher de détruire la grande confiance qu'ils avoient dans cette ſaignée : au lieu de ſe rendre, ils inſiſtent : en conſequence les pieds de la pauvre malade ſont mis à l'eau; le Chirurgien fait ſon poſſible pour trouver un vaiſſeau, mais il ne le peut à cauſe de la grande foibleſſe qui étoit encore

* Le Médecin qui a donné lieu à cette note, a, plus d'une fois, donné des preuves convainquantes de cette aſſertion.

de ces emplâtres *véſicatoires*, ou des *cautères*, il faudroit que vous connuſſiez le mécaniſme des ſécrétions, la circulation des humeurs, leur analogie & leur affinité avec les parties externes: mais n'ayant ſur tout cela que des idées fautives, vous êtes réduits en pareille matière à un pur empiriſme. Auſſi y a-t-il une quantité d'occaſions où les *véſicatoires* & les *cautères*,

---

augmenté par le bain de pieds, au point qu'on fut obligé de la recoucher. Les parens ſe déſolent de ce qu'elle ne peut être ſaignée; le Chirurgien, pour les tranquilliſer, & comme il en eſt intimement perſuadé, leur dit, *que ſi les forces revenoient, & que la ſaignée devint abſolument néceſſaire, celle du bras feroit autant de bien que celle du pied*; enſuite il partit. Environ deux heures après, quoique la malade fut encore dans le même état de foibleſſe, un jeune Chirurgien eſt appelé, & fait également d'inutiles tentatives pour ſaigner du pied. Les parens toujours prévenus pour la ſaignée, tourmentent le jeune homme, qui ſe détermine à tirer à peu près une demi palette de ſang du bras, lequel ne ſortit qu'en bavant, vu l'extrême foibleſſe. Peu de temps après le Médecin vint, apprenant que la ſaignée du pied n'avoit pas été faite, & ne voulant point en avoir le démenti, il fit appliquer douze ſangſues au pied, par le moyen deſquelles on tira au moins deux palettes de ſang. A compter de ce moment, elle alla toujours de plus mal en plus mal, & enfin elle expira quelques heures après. Je laiſſe au lecteur à décider qui du Médecin, ou du Chirurgien appelé le premier, & qui s'eſt en allé en conſeillant de ne point ſaigner, a tué la malade. Le Médecin, & d'après lui les parens prétendent & publient que c'eſt le Chirurgien, & le Chirurgien hauſſe les épaules.

loin

loin de ſervir à la guériſon du malade, aggravent ſon mal.

L'uſage des *bains* eſt encore une énigme pour vous. Dans quel cas ſont-ils *utiles* ou *dangereux?* les faut-il *chauds* ou *froids?* Vous n'avez ſur tout cela rien d'aſſuré, puiſque vous ignorez même comment agiſſent les *bains.*

Les *évacuans*, les *purgatifs*, dont vous faites un ſi grand uſage en général, opèrent par des moyens qui vous ſont abſolument inconnus. L'effet d'une once de *manne* met en déroute votre imagination.

Eſt-ce mécaniquement que les purgatifs & les évacuans agiſſent ſur les matières qu'ils précipitent? la plupart de vous le croient ainſi. En expliquant à leurs malades l'effet des purgatifs, ils leur font entendre que ces purgatifs s'attachent aux parois de l'eſtomac, s'amalgament aux matières viſqueuſes & glaireuſes qui s'y rencontrent, &, retombant enſuite dans les inteſtins, entraînent avec eux le mauvais levain dont ils ſe ſont imprégnés; ou, ſi vous ne donnez pas cette explication, vous en donnez d'autres qui ne valent pas mieux.

Dans le vrai, vous ignorez complètement d'où un médicament tient ſa vertu *purgative*,

& comment il la déploie. Il y a même lieu de croire qu'il n'agit pas dans l'eſtomac par un effet *mécanique*, mais par un effet *phyſique*, c'eſt-à-dire par le développement de parties ſpiritueuſes, qui, ſe répendant ſur les fibres, les agitent, leur donnent du ton par des oſcillations utiles & des ſecouſſes, d'où réſulte l'évacuation des matières.

Vous n'êtes pas mieux inſtruits ſur l'effet de vos *altérans*, auxquels vous ſuppoſez la vertu de changer l'état des *humeurs*, & de les dépouiller des matières hétérogènes qui les vicient, tels que les *corroborans*, les *calmans*, les *apéritifs*, les *antiſcorbutiques*, les *réſolutifs*, les *inciſifs*, les *abſorbans*, les *fondans*, &c.

Rien n'eſt plus abſurde que de vous voir aſſigner à chacun de ces médicamens ſes fonctions & ſon *département*. Celui-ci doit aller à la rate, & celui-là au foie ; un autre frappera droit au cœur, pour y exciter ſon battement rallenti ; tel autre s'introduira dans les extrêmités capillaires, pour y déloger une congeſtion d'humeurs qui s'y rencontre.

Il ſembleroit, à vous voir faire ces diſtributions, qu'une inſpiration divine vous a dévoile ces propriétés merveilleuſes, ou qu'une expérience inconteſtable vous les a fait connoître : il n'eſt cependant rien de tout cela. Ces prétendues propriétés ſont l'ouvrage de votre imagination ; & vous êtes fort embarraſſés, quand il s'agit de les expliquer aux gens inſtruits.

Quelques grains ou quelques gros d'un remède peuvent-ils changer la maſſe des *humeurs*, ou l'état des *ſolides*?

Les Médicamens introduits dans l'eſtomac, en ſe combinant avec les matières qu'ils y rencontrent, ne perdent-ils pas leur énergie & leur vertu? Ce qu'il en parvient aux ſecondes voies, eſt-il capable d'opérer quelque effet?

Ce n'eſt pas qu'il n'y ait quelques altérans qui produiſent un prompt effet ; tels que le *ſafran de mars*, qui arrête en un inſtant le crachement de ſang ; l'*opium* qui provoque le ſommeil, &c. Mais ces prompts effets ſont inexplicables pour vous, & s'opèrent par des moyens que vous ne ſoupçonnez pas.

Ces effets réſultent de la combinaiſon de notre organiſme avec l'organiſme du remède. Or, ignorant l'un & l'autre, il eſt bien clair que le produit de cette mixtion doit être également un myſtère pour vous.

Vous avez quelquefois tenté de pénétrer dans l'intimité des plantes, pour en connoître les principes & en tirer quelque conféquence dans l'application : mais la nature s'eft joué de vos recherches. On fait que l'analyfe chymique des plantes n'eft d'aucune reffource pour obtenir la connoiffance de leurs principes, qui, étant altérés par l'action du feu, s'offrent aux yeux dans un état de combinaifon tout différent de ce qu'il étoit avant la décompofition.

La vertu des plantes réfide dans leurs parties fpiritueufes : or, ces parties, qui font incoërcibles, s'évaporent au moindre dégré de chaleur, & vous échappent par le moyen même que vous avez imaginé pour les retenir; & l'analyfe chymique ne laiffe fubfifter que des principes communs à tous les végétaux qui ont des vertus les plus oppofées : c'eft ainfi que les plus fubtils poifons donnent le même réfultat que les plantes nourricières. On tire les mêmes principes du *chou-fleur* & du *folanum furiofum*, du *cerfeuil* & de la *cigue.*

Si, après avoir décompofé une perdrix par les procédés chymiques, on réunit toutes les parties qui en font reftées, ces parties, dépouillées de la vapeur fubtile & volatile qui les unissoit, n'offrent plus qu'un résidu insalubre & dangereux.

Or, puisqu'on ne peut pas, par ce moyen, distinguer ce qui nourrit d'avec ce qui empoisonne, à plus forte raison ne pouvez-vous découvrir les diverses propriétés des plantes, ni distinguer les nuances imperceptibles qui les caractérisent.

Vous êtes donc réduits à vous rejeter sur l'expérience; & vous dites, pour vous excuser, qu'il suffit d'être assuré que tel remède possède telle propriété, pour être autorisé à l'appliquer dans les cas convenables.

Mais cette raison est bien peu satisfaisante; parce qu'il se trouve à chaque instant des occasions où l'application d'un médicament dépend de la connoissance exacte de sa nature; & si le Médecin ignore le *pourquoi* & le *comment*, il risque d'atténuer la vertu du médicament, en le combinant avec un autre, ou bien de le placer à contre-temps, & dans une maladie dont il traversera la marche.

De ce qu'un médicament a réussi plusieurs fois, il ne s'en suit pas qu'il soit efficace dans toutes les maladies de la même espèce, & sur tous les malades. Il peut se faire qu'il ait agi par des procédés tout-à-fait contraires à ceux qu'on lui ſuppoſe ; il eſt poſſible même qu'en paroiſſant avoir été utile, il ait été nuiſible, ou qu'il ait été ſalutaire, ſans qu'on doive lui avoir obligation de la ſanté.

Vos livres fourniſſent une multitude d'exemples de réputations uſurpées par les drogues.

Vous connoiſſez ſi bien la néceſſité d'être inſtruits du mécaniſme qui opère les effets du médicamens, que vous affectez, en les employant, de les combiner avec l'eſpèce de la maladie : mais cette apparence de raiſonnement devient une nouvelle ſource de mépriſes & de contradictions.

Par exemple, quand il s'agit d'expliquer l'effet des liqueurs ſpiritueuſes ſur les perſonnes en ſyncope, vous dites que cet état provient du relâchement des fibres, leſquelles ſont rétablies ſur leur *ton* par l'effet de ces eſprits ; mais d'autres Médecins qui attribuent la ſyncope à l'épaiſſiſſement du ſang, prétendent que les émanations ſubtiles & pénétrantes des liqueurs ſpiritueuſes, en s'introduiſant dans le ſang, le diviſent & lui rendent ſa fluidité : un troiſième donne un démenti aux précédens, en aſſurant que les liqueurs ſpiritueuſes n'agiſſent que par l'abondance d'eſprits animaux qu'elles fourniſſent au cerveau ; un quatrième rit de ces explications, &c.

Il en faut dire autant de l'efficacité du *quinquina* dans les fièvres intermittentes, que chacun explique à ſa manière, &c.

Au ſurplus, comment l'expérience pourroit-elle raſſurer le public ſur la vertu de vos médicamens, lorſque l'on vous voit ſi peu d'accord à ce ſujet.

Vous avez chacun vos pilules, vos poudres, vos eaux, &c. dont vous vantez les merveilleux effets : il n'eſt guères de Médecin qui n'ait, parmi les médicamens, un favori qu'il affectionne & qu'il éleve pardeſſus tous les autres. Ces élévations médicales ſuivent la deſtinée des faveurs de cour, & même ſubiſſent l'empire de la mode. On a vu ſucceſſivement en France dominer la ſaignée du pied, le kermès, le nitre, &c. Après quelques années d'empire, un médicament fait place à un autre. Les ſangſues, par exemple, qui ont ſuccédées chez quelques Médecins aux jus d'herbes, tant appliquées par l'un à la tête dans beaucoup de circonſtances, tandis que ſon confrère, dans les mêmes cas, veut que l'application en ſoit faite aux pieds.

La différence n'eſt pas grande, elle n'eſt que de la tête aux pieds.

Or, quelle confiance donner à une Médecine qui éprouve des variations auſſi biſarres ? Ce qui eſt bon dans un temps, doit l'être dans l'autre ; & ſi vous vous trompiez tous hier, qui dit que vous ne vous trompez pas encore aujourd'hui ?

Les remèdes les mieux établis parmi vous, ne ſont pas à l'abri des contradictions. Vous ordonnez le *ſafran de mars* comme *apéritif*, au moyen d'une manipulation qui change, dites-vous, ſa qualité *aſtringente ;* mais d'autres Médecins aſſurent qu'il ne ceſſe pas d'être *aſtringent* par cette préparation, & que, donné comme *apéritif*, il peut faire le plus grand mal.

Le *camphre* eſt ordonné comme *échauffant* par quelques-uns de vous ; par d'autres il eſt employé comme *rafraîchiſſant ;* & vous n'êtes pas d'accord ſur la préparation qui peut opérer cet effet contraire. Pluſieurs conteſtent au *caſtoreum* ſa qualité *antiſpaſmodique*, que d'autres lui ſuppoſent.

Votre codex indique le *creſſon*, le *cochléaria* & le *becabunga*, comme *dépuratifs* ou *anti-ſcorbutiques*, étant mis en décoction ; mais, d'autres Médecins prétendent que cette indication est tout-à-fait fautive, parce qu'en supposant à ces plantes les qualités en question, (ce qui est très-incertain) l'*ébullition* suffiroit pour la leur faire perdre.

Il n'y a pas longtemps encore que, pour vous épargner la peine d'étudier chaque plante, vous mettiez en principe que toutes les plantes d'une même classe étoient douées de la même vertu. Par exemple, que toutes les *labiées* étoient cordiales ; que toutes les *umbelliferes* étoient vulnéraires & apéritives ; les *cruciferes*, anti-scorbutiques, &c.

Cette manière étoit sans doute bien plus commode pour abréger l'étude & les recherches; mais, par malheur, on a découvert que cette uniformité prétendue étoit une chimère, & qu'il se trouvoit, dans une même classe, des plantes dont les effets étoient absolument opposées.

C'est ainsi que la classe des *campaniformes* renferme l'*alléluia*, l'*épurge* & l'*ésule* : le *potiron* & le *melon d'eau* s'y trouvent entre le *concombre* & la *coloquinte*.

Dans la classe des plantes *monopétales*, on voit la *pervenche* & la *petite centaurée* aller de pair avec le *ſtramonium*, la *juſquiame* & le *tabac*. Dans la claſſe des *umbelliferes*, le *cerfeuil* eſt confondu avec la *cigue*.

Qu'on juge donc à quels riſques effrayans ont été expoſés les malades, traités d'après une pareille méthode !

Vous n'êtes pas même d'accord ſur les parties d'une plante qui doivent être employées. L'un ne trouve de vertu que dans ſa *fleur*, l'autre tranſporte tout le mérite de la plante dans ſa *racine*. Celui-là preſcrit les *feuilles* ; celui-ci s'attache à la *tige*.

Quelques-uns prétendent qu'une même plante peut avoir différentes propriétés dans ſes diverſes parties ; ce que d'autres nient : & en général aucun de vous ne s'appuie, ni ſur des principes aſſez ſûrs, ni ſur des expériences aſſez bien conſtatées, pour faire valoir ſon opinion ſur celle de ſon confrère.

Mais en ſuppoſant la vertu des plantes parfaitement connue, à quoi bon cette kyrielle de plantes ordonnées par *décoction* ou *infuſion* ? Si ces plantes ont la même vertu, il ſuffit d'une ſeule eſpèce en plus grande doſe.

Si elles ſont contraires, elles s'entre-détruiſent, & la boiſſon eſt inutile. Vous direz peut-être que votre objet eſt de les tempérer les unes par les autres, pour vous procurer un réſultat tel qu'il vous convient. Ah ! pour le coup, c'eſt un peu trop exiger de crédulité ; on ſait très-bien qu'un mélange pareil n'offre qu'un réſultat incertain, auquel vous ne pouvez aſſigner aucune propriété.

Hyppocrate connut trois cents plantes ; & c'étoit beaucoup trop. Galien en connut le double. Tournefort, dans un ſeul voyage, augmenta de treize cents cinquante-ſix plantes le nombre de celles qui étoient déjà en uſage. Hermann y en ajouta davantage : Michelli plus de mille, ſans compter celles qu'on doit à MM. Vaillant, de Juſſieu, & autres célèbres Botaniſtes ; de manière que vous en connoiſſez à préſent près de ſix mille.

Or, dans un ſi prodigieux nombre de plantes, il eſt certain qu'une vingtaine ſeroit ſuffiſante pour toutes les maladies poſſibles ; encore ne ſeroient-ce pas les plus rares, ni les plus coûteuſes, qui feroient le meilleur effet, mais les plus ſimples, celles que nous foulons aux pieds dans nos jardins, dans nos champs.

Il en faut dire autant des médicamens *chymiques*, que vous prodiguez pour la moindre indiſpoſition. Vous tranſportez dans l'eſtomac d'un malade le laboratoire d'un Apothicaire. Je ne veux point donner de foi à des imputations conſignées dans vos propres livres, & deſquelles il réſulte que des intérêts particuliers vous engagent à ce procédé. François, *tom. 2. pag. 52.*

Mais ne ferez-vous pas réflexion, Meſſieurs, que nous ſommes dans un ſiècle éclairé, dont on ne peut plus eſpérer la même réſignation, ni la même ſimplicité ?

Je ſais très-bien que les médicamens chymiques ſont en très-petite quantité, ſi on veut les réduire à ceux qui ſont ſalutaires; que cet amas prodigieux de drogues dont vous accablez vos malades, n'eſt bon que pour celui qui les vend, & qu'il eſt très-contraire à la ſanté de celui qui les prend.

» La plus grande partie de ces compoſitions, » dit un de vos auteurs, n'eſt utile qu'au » marchand, elles ſont d'ordinaire préjudiciables » aux malades par la dépenſe, & aſſez ſouvent » contraire au rétabliſſement de leur ſanté. « François, *tom. 1. pag. 268.*

Peut-on effectivement douter que les ſecours d'un Médecin-droguiſte, n'aient ſouvent fait d'une maladie légère une maladie très-ſérieuſe.

L'expérience ne démontre-t-elle pas auſſi très-fréquemment que les malades ne commencent à ſe bien porter, que lorſqu'ils ont congédiés leur Médecin & renoncés à toutes ſortes de remèdes.

Mais enfin, direz-vous, nous guériſſons; une foule de cures atteſte l'utilité de la Médecine, & l'efficacité de nos procédés. Notre ſcience n'eſt donc pas tout-à-fait chimérique; & ſi elle n'eſt pas encore parvenue à toute la perfection dont elle ſeroit ſuſceptible, au moins elle offre aſſez d'avantages pour être précieuſe à l'humanité.

Ah! Meſſieurs, vous guériſſez! à qui dites-vous cela? on peut, ſans craindre d'être injuſte, vous nier nettement que vous ayez jamais guéri perſonne. La confiance que vous affectez auprès de vos malades & dans le public, ſur les reſſources de la Médecine, n'en impoſe pas à tout le monde; car on ſait encore que ceux d'entre vous qui ſont les plus inſtruits, n'ont aucune foi à la Médecine, qu'ils regardent uniquement comme une profeſſion utile à leur fortune, & pour le moins inutile au public.

Cet aveu, qui leur échappe dans l'extrême familiarité, ils ne craignent pas de le publier, quand ils ont quitté leur profession, ou que, la plume à la main, ils se croient obligés de rendre hommage à la vérité. Ce sont eux-mêmes qui révellent le fin mot de la Médecine, en apprenant qu'elle est une chimère, qui ne sait ni connoître les maladies, ni les guérir; mais qu'elle excelle à en procurer.

» La nature guérit les maladies, a dit le » père de la Médecine; l'observation constante » de tous les siècles prouve que la nature seule, » & sans aucun traitement, guérit un grand » nombre de malades: elle est même souvent » assez puissante, pour entretenir la vie malgré » le mauvais régime, & pour triompher tout- » à-la-fois du mal & des remèdes. «

» Je reconnois, dit Vanhelmont, que j'ai jeté » des enveloppes & des voiles sur les maladies, » que je n'ai guéri personne, mais que j'ai » amusé tous ceux qui se sont confiés à mon » ignorance. «

» Les malades, dit Lieutaud, doués d'une » bonne constitution, & qui résistent à la » maladie & aux remèdes, croient bonnement » devoir leur guérison au traitement quel- » conque qu'ils ont subi; & celui qui en étoit » chargé, se garde bien de les détromper. « *tom. 1. pag. 34.*

Dites que la nature a guéri & guérit journellement en votre préſence, & qu'elle guériroit encore plus ſouvent, ſi vous ne la contrecariez à chaque inſtant par vos drogues ; mais ne vous attribuez pas l'honneur d'une ſeule guériſon.

Tout votre art conſiſte à ne pas traverſer le travail de la nature, à lui prêter quelquefois la main par des ſecours officieux & prudens : voilà le comble de votre habileté ; voilà ce qui diſtingue le vrai Médecin d'avec le Médicaſtre, qui, dans les maladies, débute par établir une contre-batterie vis-à-vis le travail de la nature. Notre machine eſt combinée d'une manière ſi induſtrieuſe, que tous ſes reſſorts ſont doués d'une tendance perpétuelle à ſe maintenir & à ſe remettre dans leur état naturel. Au moindre dérangement qui ſurvient, l'organe vicié, obſtrué, s'agite, ſe ſecoue, cherche à rompre l'obſtacle ; & les parties voiſines, par une eſpèce de conſpiration ſalutaire, ſe réuniſſent pour aller au ſecours de la partie affligée. Vous voyez ce qui a lieu quand une goutte d'eau, ou une petite parcelle de pain viennent à paſſer dans la *trachée-artère* ; l'arrivée de ce corps étranger dans un canal qui ne doit recevoir que de l'air, excite une violente commotion : toutes les forces du corps ſe réuniſſent dans l'inſtant pour expulſer un ennemi qui trouble l'harmonie de la machine.

Mais remarquez quelque choſe de bien plus merveilleux encore, c'eſt ce concert inconcevable des différentes parties du corps, pour ne produire que l'effet néceſſaire. Dans le cas d'une goutte d'eau ou d'une mie de pain introduite dans la *glotte*, la poitrine entre dans une eſpèce de convulſion, qui, ſuivant les lois de la mécanique, devroit produire tout autre réſultat que la *toux*; comme le *hoquet*, le *ſoupir*, le *ſanglot*, l'*éternuement*, &c. Mais, comme ces différens mouvemens feroient inutiles & même dangereux dans le cas en queſtion, & qu'il n'y a que la *toux* qui puiſſe opérer l'expulſion du corps étranger, c'eſt préciſément la toux que la nature choiſit entre pluſieurs autres.

Il en eſt de même de l'*éternuement*, dont vous n'avez jamais connu le mécaniſme, & que la nature fait opérer pour expulſer de la membrane pituitaire le corps étranger qui l'embarraſſe. Ses reſſources multipliées, ſes moyens merveilleux opèrent à chaque inſtant des effets au deſſus de toute explication, & qui mettent en défaut toutes les notions reçues.

Quelle

Quelle figure peut faire un Médecin vis-à-vis une pareille puissance ? quels conseils a-t-il à lui donner ? quels secours à lui proposer ?

N'est-ce pas le comble de la présomption, de vouloir associer à ses magnifiques combinaisons les mesquines ressources de la chymie & de la géométrie ? Il semble voir des goujats d'armée, faits pour porter les bagages, oser tracer les plans d'une bataille aux *Turennes*, aux *Condés*, aux *Frédérics*.

La Médecine par excellence est la *Nature* ; il n'y en a jamais eu d'autre que celle-là : ce principe inconnu par qui tout fut produit, est aussi le principe par qui tout se conserve & se rétablit.

Dans toutes les maladies quelconques, le malade est nécessairement dans l'une de ces trois propositions : ou la nature est supérieure en force à la maladie, & dans ce cas il n'y a pas besoin de Medecin ; la nature fera la guérison elle seule, pourvu qu'on la laisse agir. Ou la maladie est supérieure aux forces de la nature, & dans ce cas le secours d'un Médecin & celui de toutes les puissances humaines seroient inutiles ; le malade est arrivé, sans ressource, au terme de sa carrière. Ou, enfin, il y a un équilibre établi entre les forces de la nature & celles de la maladie, qui se balancent entre elles ; ce qui rend l'évenement douteux.

C'est à cette seule hypothèse qu'il faudroit appliquer le secours de la médecine, qui seroit, comme on le voit, restreinte dans un cercle bien étroit.

Mais comment, dans cette hypothèse même, vous y prendrez-vous pour pénétrer dans l'intérieur d'une machine impénétrable, pour suivre un ennemi invisible, combattre des obstacles qui vous sont inconnus, & faire pencher la balance en faveur du malade ? Les causes de destruction & de conservation se touchent de si près, que le Médecin ne peut jamais se mettre en garde contre les méprises funestes : il n'y a qu'une manière d'être utile au malade, sur mille de lui être nuisible. » Je sais bien, dit un de » vos auteurs modernes, qu'à toute rigueur » il est possible de rencontrer ce moyen ; mais » je sais encore mieux que le malade est souvent » la victime de l'erreur, avant qu'elle soit » découverte. «

Si donc il est vrai que le secours que vous pouvez procurer, doit être acheté par les plus grands dangers, & qu'on ne doit les attendre que d'une rencontre heureuse, de quelle importance n'est-il pas de vous appeler ? On défend les jeux de hasard dans les nations policées: ah ! quel jeu fut jamais plus de hasard que celui qui a lieu entre vous & vos malades !

Mais, direz-vous, qui viendra donc à votre secours pour rompre cet équilibre entre la nature & la maladie, & décider la victoire en votre faveur ? Si vous rejettez les hasards de la médecine, vous retombez dans un autre hasard non moins effrayant.

Non, Messieurs, ce hasard n'a rien d'effrayant: dès qu'il est possible que la nature triomphe sur la matière morbifique, soyons assurés qu'elle triomphera. La force de la maladie pourra occasionner un rude & long combat, mais qui se décidera toujours en faveur du malade, *sans le secours de la médecine.*

Ce n'est pas que je veuille dire que le malade doit s'imposer une parfaite inaction au milieu des mouvemens rapides de la nature, & regarder avec apathie un combat où il s'agit de son salut. Sans doute qu'il faut que de son côté il se prête aux efforts de la nature, & qu'il travaille à la seconder ; mais ce travail ne se réduit point en science ni en systême, comme vous cherchez à le perſuader. Cet art n'eſt autre choſe qu'une continuation des fonctions naturelles : chaque malade en s'obſervant devient un grand maître dans cet art ; &, par une heureuſe compenſation, le moment qui attaque ſes forces, l'éclaire ſur les moyens de les recouvrer. Une voix ſecrete, un inſtinct indéfiniſſable lui apprend ce qui lui eſt convenable ou nuiſible, dirige ſes mouvemens au plus grand avantage, & lui inſpire des gouts ſalutairès, dont il ne ſauroit rendre raiſon, & qui peuvent être conſidérés comme les ordonnances d'un Médecin inviſible qui ne ſe trompe jamais.

Toute l'adreſſe d'un malade conſiſte donc à ſe montrer docile à ces inſpirations dont le ſuccès vous a tant de fois étonnés.

C'eſt par la force de pareils avertiſſemens que le chien va chercher, à travers des milliers de plantes, le *gramen* dont il ſe purge ; que le coq & les pigeons détachent & grattent le *ſalpêtre* des murs, pour abſorber l'acide qui ſe trouve dans leur eſtomac ; que les enfans cacochymes & les femmes groſſes ont des goûts biſarres, mais ſalutaires à leurs maux, &c.

» Les bons obſervateurs, dit M. Lieutaud, » *tom. 1. pag. 34.* nous ont appris, & l'expérience

» montre à qui veut ouvrir les yeux, que la » plupart des maladies, tant *aigues* que *chro-* » *niques*, guérissent par le temps & la nature. «

Mais si l'on vous laisse mêler dans le combat entre la nature & la maladie, vous ne manquez jamais de prescrire un régime conforme à vos principes & à vos systêmes. Votre premier soin, quand vous rencontrez de ces *goûts singuliers*, de ces *appétences bisarres*, est d'aller, en maladroits, arracher au malade les armes que la nature lui avoit mises en main. Gouvernés par une dangereuse sagesse, une prudence indiscrète, vous éloignez du malheureux patient les objets après lesquels il soupire : sourds à ses cris, à ses instances, vous faites passer la même cruauté dans le cœur de ceux qui l'environnent ; vous convertissez en concierges inexorables ses meilleurs amis, ceux-là mêmes auxquels sa conservation est la plus précieuse.

Le cœur se soulève d'indignation, quand on considère que des millions de victimes ont été sacrifiées à cette présomptueuse obstination, qui vous rend incrédules aux choses que vous ne connoissez pas. Heureux les malades qui n'ont pas le moyen de vous appeler, ou ceux qui, doués d'une volonté impérieuse & bravant les efforts de leurs gardiens, ont su se procurer l'objet de leur convoitise, & trouver leur guérison dans leur désobéissance à vos ordres! Les exemples en sont très-fréquens.

C'est encore par une suite de ce mépris pour la nature, que vous affectez de composer vos ordonnances de drogues qui mettent au supplice l'odorat & le gout.

Faut-il cependant des connoissances si profondes, pour savoir que la répugnance d'un malade est seule un obstacle salutaire à l'effet des médicamens? L'état de spasme & de consternation à l'aspect de vos drogues, annonce assez qu'elles ne sont pas dans le vœu de la nature : un appétit indéfinissable indique toujours ce qui doit être utile. Voyez tous les moyens que la nature nous a donnés pour notre conservation, vous n'en trouverez aucun qui ne soit accompagné de plaisir. Et c'est sans doute un chef-d'œuvre de son adresse, d'avoir su nous forcer de contribuer à ses travaux.

Vous prétendez, pour vous justifier, qu'il n'en est point ainsi en état de maladie, & que la mauvaise odeur ou le goût désagréable des médicamens, en soulevant l'estomac, le rendent plus propre à recevoir l'impression de leurs effets.

Ce n'est plus le temps de faire accroire de pareilles absurdités.

Par quelle raison, en effet, la nature se seroit-elle écartée de son plan, dans le temps où cet accord entre elle & nous devient plus nécessaire que jamais ? Vous ne nous persuaderez point qu'elle nous ait donné des goûts antipathiques pour les remèdes salutaires, qu'elle ait imaginé de guérir un supplice par un autre, qu'elle ait pris plaisir à faire un mystère des moyens de guérison, & qu'elle ait laissé à l'art & à la pénétration des hommes une énigme à deviner.

D'ailleurs, l'expérience journalière démontre le contraire, comme je vous l'ai observé ci-dessus.

Mais faut-il aller si loin pour se convaincre que la nature fait, par ses seuls efforts & sans le secours de vos pernicieuses drogues, triompher des maladies les plus graves ? Vous attestez vous-mêmes cette vérité dans un rapport fait à Paris dans une assemblée du *prima mensis*, & certifié par un Médecin qui a suivi régulièrement la maladie, dont je vais donner le détail.

» Une pauvre femme, en 1779, fut attaquée d'une fièvre maligne bien caractérisée ; » elle a refusé constamment tous les secours ; » elle a demandé seulement qu'on lui tint

» toujours plein d'eau un vaſe qui étoit auprès » d'elle ; elle eſt reſtée tranquille ſur la paille » qui lui ſervoit de lit, buvant *de l'eau tout le* » *jour*, & ne faiſant rien *autre choſe*. La maladie » ajoute le Médecin, s'eſt développée, a paſſé » ſucceſſivement par ſes différentes périodes, » & s'eſt terminée par une guériſon complette. «

Mais, Meſſieurs, y a-t-il donc là rien de ſurprenant ? ce que vous donnez comme une ſingularité qui ſemble faire exception à la loi commune, eſt au contraire dans l'ordre de la nature ; & ce ſont les guériſons qui ſuccèdent à vos traitemens, qu'il faut regarder comme une exception. Cette pauvre femme qui, refuſant conſtamment toutes vos drogues, s'en tint à ſa cruche d'eau, étoit plus ſage que vous tous ; & lorſque vous cherchiez à lui faire avaler vos ſecours équivoques, un inſtinct ſecret lui apprenoit qu'elle pouvoit s'en paſſer. Ce qui prouve combien vous êtes encore novices ſur les choſes les plus ſimples, c'eſt que vous ayez trouvé le cas aſſez extraordinaire pour mériter d'être rapporté à la Faculté dans une aſſemblée du *prima menſis*.

Eh quoi, ces Meſſieurs n'avoient donc pas préſent à la mémoire vos auteurs les plus modernes & les plus respectables, qui ne cessent de répéter que les maladies les plus graves se guérissent avec le seul secours de la nature & abondance d'eau ? Ils n'avoient donc pas lu l'excellent Traité de Médecine-pratique de M. Lieutaud, où, après une énumération nombreuse de procédés usités dans les maladies aigues, il termine sans cesse par invoquer l'efficacité de l'eau, prise pour tout médicament.

Il faut que je vous rappelle ici l'anecdote rapportée par M. Bordeu, & qui ne devroit jamais sortir de la mémoire d'un Médecin.

Dans les premiers temps qu'il exerçoit la médecine, il étoit, comme tout Médecin novice, plein d'empressement pour médicamenter ses malades, & livrer un combat sanglant à la maladie. Ayant été appelé en consultation, lui quatrième, auprès d'un malade attaqué de *pleurésie*, & qui avoit déjà été saigné trois fois en trois jours, il fut question, entre quatre Médecins, de prendre un parti.

» J'étois fort jeune, dit-il, & je n'avois pas » d'avis à donner. Un des trois consultans pro» posa une quatrième *saignée*, le second l'*émé*» *tique* combiné avec un purgatif, & le troi» sième les *vésicatoires* aux jambes. Le combat

» ne fut pas petit ; perſonne ne voulut céder.
» J'aurois juré qu'ils avoient tous trois raiſon.
» Enfin la diſpute dura juſqu'au ſeptième jour,
» parce que des étrangers s'en étoient mêlés,
» voulant auſſi s'emparer du malade.

» Le malade, pendant cette diſcuſſion, fut
» réduit à la boiſſon & à la diète, *& ſe guérit*
» *très-bien*, (dit M. Bordeu,) malgré les *menaces*
» *terribles* de mes trois maîtres. Je fus témoin
» de cette guériſon, parce que j'étois reſté
» *ſeul ;* & je m'écriai : c'étoit donc là la route
» qu'*il falloit ſuivre.* «

Il n'y a pas un mot de ce récit qui ne ſoit digne d'une profonde méditation.

1° De quatre Médecins, trois donnent ſeulement leur avis, le plus jeune étant obligé de s'y référer ; de manière que ſi celui-ci eut trouvé le meilleur procédé, il n'eut été d'aucun avantage au malade.

2° Des trois autres, pas un ſeul du même avis : l'un veut une ſaignée, l'autre un purgatif, & le troiſième des véſicatoires.

3° Chacun appuie ſon avis ſur les plus terribles menaces pour le malade, ſi on ſuit un autre procédé.

4° Aucun des trois conſultans ne veut céder.

5° Le combat dure ſept jours entiers.

6° Les trois conſultans abandonnnent le malade, plutôt que de le voir traiter d'une manière contraire à leur opinion.

7° Le plus jeune reſte, c'eſt-à-dire, celui-là même qui n'avoit pas eu le droit de donner un avis.

8° Le malade, pendant la diſpute, eſt abandonné à lui-même & à la nature.

9° Le malade, dégouté & altéré, fait diète & boit de l'eau.

10° Il guérit très-bien.

11° Le Médecin témoin de cette guériſon, reconnoit que c'eſt là la route qu'il falloit tenir.

Quelles réflexions ces conſidérations ne doivent-elles pas occaſionner ſur l'inſuffiſance de votre ſcience, & ſur le danger de l'aſſocier au travail de la nature ! Et il ne faut pas dire que les traitemens dont nous venons de parler, ſont des cas particuliers qu'il ſeroit dangereux de prendre pour modèles en toute occaſion.

Vos auteurs les plus accrédités ſe réuniſſent pour avouer la ſupériorité des moyens de la nature ſur ceux que fournit la médecine, & pour réduire les moyens médicaux à ce qu'il y a de plus *ſimple*, comme *l'eau commune*, *le vinaigre*, *le miel*, & autres ſecours de cette eſpèce.

Hyppocrate ne traitoit ſes malades que par le *régime*. Il appeloit la médecine, la ſcience de quelques herbes : *paucarum herbarum ſcientiam*.

Sydenham & Baglivi attribuent la plupart des maladies graves aux remèdes donnés à contre-temps.

Ramazini a obſervé, dans pluſieurs *épidémies*, qu'il ne réchappoit guère que ceux qui n'avoient point eu recours aux Médecins.

Sanctorius a fait la même remarque au ſujet de la *peſte*.

Stahl, dans un âge avancé, déſabuſé de ſa confiance pour la ſcience de la médecine, ne donnoit à ſes malades que de l'eau commune.

Lobb proſcrit, ſans exception, toute eſpèce de médicamens, s'en remettant entièrement à la nature. *Fuge medicos & medicamina*.

Sydenham, l'Hyppocrate Anglois, ſe moque de l'importance qu'on donne à la ſcience de la médecine, en atteſtant que les moyens de curation ſont fort ſimples, & que toutes les maladies poſſibles ſont ſuſceptibles d'être guéries par une ſeule & même méthode ; & cette méthode ſalutaire eſt le régime. Il dit, dans un autre endroit, que la médecine n'eſt autre choſe que l'art d'agiter en beaucoup de paroles des queſtions au moins inutiles.

Boerhaave ne demande que de *l'eau*, du *vinaigre*, du *vin*, de l'*orge*, du *nitre*, du *miel*, de la *rhubarbe*, de *l'opium*, & une *lancette*. Il y a loin de cette *pharmacopée*, au magaſin de vos Apothicaires, & aux *formules* de votre matière médicale.

Les Romains la trouvèrent encore trop compliquée, puiſque, pendant cinq cents ans, ils ne ſe ſervirent pour toute médecine que de quelques plantes uſuelles & de choux.

Toute la famille de Caton étant attaquée de la *peſte*, ce fut un *choux* cueilli dans ſon potager qui fit les frais de la guériſon; & l'eſpèce de choux qui opéra cette cure, fut appelée *la médecine du grand Caton*.

Lieutaud, qui a donné de longues formules de médicamens, pour montrer, ſans doute, qu'il ne les ignoroit pas, déclare que, pour l'acquit de ſa conſcience, il ſe croit obligé d'avouer qu'ils ne ſont bons à rien, ne valent pas de *l'eau commune*.

» C'eſt l'expérience la plus longue, & la
» moins équivoque, ajoute-t-il, qui m'a appris

» que le plus grand nombre des *fièvres & autres* » *maladies aigues* pourroient être traitées très- » heureusement de cette manière. «

S'agit-il d'une *fièvre putride*, *maligne*, *ardente*? au lieu de cet appareil effrayant de *saignées*, d'*émétique*, de *purgatifs*, qui, la plupart du temps, contrarient la nature, que faut-il employer, suivant Lieutaud? *de l'eau* : » *La diète*, » c'est-à-dire *de l'eau*, ou toute autre *boisson* » *légère* prise pendant trois ou quatre jours pour » toute nourriture. «

Ce Médecin ajoute, il est vrai, que si l'on craint une maladie grave, il est à propos de faire *une ou deux saignées*, & *d'évacuer les premières voies* : mais cela fait, il faut en revenir *à l'eau*, qui, se mariant avec toutes les vues de la nature, sans jamais la traverser, ne peut manquer de produire le plus grand bien.

L'eau froide ou *chaude*, prise en grande abondance, devient un excellent sudorifique, qui peut terminer tout d'un coup la maladie. D'autres fois elle opère comme *laxatif*, comme *rafraîchissant*, *tempérant*, &c. En général, les qualités de l'eau varient en raison du dégré de chaud & de froid qui lui est donné.

Dans les *fièvres réglées*, vous ne manquez pas,

Messieurs, d'étaler toutes les ressources de votre science ; & Lieutaud lui-même vous fournit un ample magasin de médicamens propres à être mis en œuvre. Mais, après tout cela, il propose une meilleure manière de les guérir. Quelle est-elle ? *de laisser agir la nature, en aidant ses efforts avec de l'eau commune.* C'est à *l'eau* qu'il laisse l'honneur de guérir la *fièvre tierce*, préférablement à votre magnifique *quinquina*, qui manque si souvent ses effets, ou qui en produit quelquefois de dangereux.

» Le *quinquina*, dit-il, *tom. 1. pag. 102.*, » produit souvent de mauvais effets, soit parce » qu'il est mal administré, soit parce qu'il est » mal choisi. L'*eau* n'est jamais malfaisante. Le » *quinquina* ne fait que suspendre la fièvre ; » *l'eau la guérit sans retour.* Mais, ajoute-t-il, » ce remède est trop *simple* & trop *commun* » pour être adopté. «

M. Clerc vous rappelle sans cesse à cette *médecine naturelle*, qui vaut cent fois mieux que votre médecine artificielle & de convention. Après avoir exercé cette profession pendant un grand nombre d'années, & en avoir apprécié le mérite, ce Médecin nous déclare qu'il la regarde comme une science *bisarre*, *incertaine*, plus fertile en *poisons* qu'en *remèdes. tom. 1. pag.* 219.

Enfin, M. Varnier n'en a pas une meilleure opinion. » Quiconque, dit-il, est un peu versé » dans la connoissance de la médecine & la » lecture de nos livres, est à portée de savoir » que la médecine est l'assemblage d'une mul» titude infinie de systêmes & d'hypothèses, » la plupart bisarres, absurdes & monstrueux. «

C'est donc un point bien établi, que du côté de la *curation*, le genre humain ne vous a aucune obligation; & que, bien loin de là, vous devez lui demander graces pour toutes les victimes immolées à vos méprises & à vos expériences.

Il est également établi, par les *aveux multipliés* de vos plus grands maîtres, & par l'expérience journalière, que c'est dans le sein de la nature que nous devons chercher l'anéantissement de nos maux, lorsqu'ils ne sont point au pouvoir de la Chirurgie; que la puissance productrice est aussi la puissance conservatrice.

D'où il résulte qu'il n'y a qu'une crédulité puérile qui puisse supposer la faculté de guérir médicalement concentrée dans une compagnie; que rien n'est plus incertain que votre médecine,

plus

plus équivoque que ses effets ; que si la vanité & la présomption ne conviennent à aucune science, même exacte, elles conviennent encore bien moins à une science qui n'obtient ce nom que par tolérance.

Après avoir donné l'analyse de la Médecine extraite des ouvrages de plusieurs Médecins-praticiens désintéressés & amis de l'humanité, je vais actuellement faire le parallèle de cette prétendue science avec la Chirurgie. Le public, par ce moyen, sera en état de décider, & sans crainte d'être trompé, laquelle des deux parties de l'Art de guérir mérite à plus juste titre la prééminence : il verra, & d'une manière bien convaincante, que cette espèce de despotisme que les Médecins ont voulu exercer sur les Chirurgiens, que cette prétention à la supériorité que la Médecine a voulu s'arroger sur la Chirurgie, ne sont que des usurpations faites dans des temps d'ignorance. Ce public, présentement plus éclairé, croira sans difficulté que le talent de pratiquer avec adresse sur l'homme vivant une opération délicate qui lui conserve la vie, doit l'emporter sur celui de faire des raisonnemens toujours beaucoup plus faux que vrais, & par conféquent très-fouvent nuifibles aux malades & très-rarement utiles.

Autrefois le vain & pompeux titre de Docteur n'exiftoit pas : les anciens étudioient dans toute fon intégrité l'Art de guérir ; ils l'exerçoient dans toutes fes parties ; & le même homme qui traitoit la fièvre, pratiquoit auffi les opérations. La divifion que l'on fit par la fuite de l'Art de guérir en Chirurgie & en Médecine, a, pendant plufieurs fiècles, fait dire & fait faire bien des fottifes, honteufes pour leurs auteurs & nuifibles à l'humanité. La Chirurgie & la vraie Médecine font deux branches qui fortent du même tronc, & qui, pour être fructueufes, ne doivent pas être féparées : ou plutôt, dit Quefnay, ce font deux noms différens du même Art ; car, comme le penfoit anciennement Lanfranc, comme en conviennent encore tous les Médecins les plus fages & les plus inftruits de nos jours, *perfonne ne peut être bon Médecin, s'il n'eft Chirurgien, & nul n'eft bon Chirurgien, s'il n'eft Médecin.*

La réflexion la plus fimple fuffit, en effet, pour faire fentir que le fujet, le but, les principes de ces fciences font les mêmes & ne peuvent être différens. Ce partage arbitraire

& ſcholaſtique que l'on a fait des maladies, en externes & en internes, & auquel on a voulu reſtreindre excluſivement les fonctions des Chirurgiens & des Médecins, eſt rejeté par l'obſervation, déſavoué par la nature, inadmiſſible dans l'exercice de l'Art, & contraire même à l'avantage de la ſociété.

Les plaies, les bleſſures, les affections dépendantes d'une cauſe bien certainement extérieure, ont toujours une influence plus ou moins marquée ſur l'organiſation entière. Quelques-unes de ces affections externes portent le trouble dans les organes digeſtifs, ſuſpendent ou altèrent quelques ſécrétions, produiſent dans quelques viſcères un engorgement ſourd, y laiſſent une impreſſion qui, négligée ou méconnue dans ſon principe, diſpoſe à des maladies de différens genres, qui ſe manifeſtent dans la ſuite. D'autres affections purement extérieures déterminent la fièvre, ou ſe compliquent avec quelqu'autre maladie interne, aigue & très-vive ; ainſi, même en ſe bornant à ce partage ridicule des maladies en internes & externes, l'exercice de la Chirurgie exige toutes les connoiſſances médicales, & de plus encore certaines qualités naturelles ; telles que la pénétration de l'eſprit, la fermeté d'ame, la fineſſe de la vue, & l'adreſſe de la main, perfectionnée par l'exercice. Mais depuis longtemps la voix de la raiſon eſt étouffée par l'intrigue & l'intérêt particulier. Dans les ſiècles précédens, l'orgueil, l'envie, la cupidité ont réuni leurs efforts pour établir dans l'opinion publique quelques diſtinctions entre la Médecine & la Chirurgie, pour faire accorder à l'une un dégré de conſidération plus qu'à l'autre. Cependant ſi dans l'ordre des beſoins de la ſociété, la prééminence eſt due à l'étendue des connoiſſances, aux talens, aux qualités phyſiques & morales qu'exige l'exercice d'un Art; ſi elle eſt due à la fréquence & à l'importance des ſervices, quel Art, quelle Science peut mieux y prétendre que la Chirurgie? Et ſi, d'après la ſignification première, le titre de Médecin convient & doit appartenir à celui qui procure la guériſon d'une manière plus ſûre & plus fréquente, à celui qui emploie des ſecours dont l'énergie & l'efficacité ſont les moins équivoques, qui le mérite mieux que le Chirurgien? Auſſi trouvons-nous qu'anciennement les Chirurgiens étoient déſignés ſous le nom de Médecins, tandis qu'on appeloit Phyſicien celui qui ſe bornoit à la ſeule inſpection des malades, & à leur preſcrire des remèdes ſimples. Cette dénomination eſt encore, en quelque ſorte, conſervée chez les Anglois.

Frédéric Hoffman, dans la préface de ſes Ouvrages *medico-phyſiques*, dit : » il nous reſte » à nous expliquer ſur la plus noble & la plus » ancienne des parties de la Médécine, ſur la » *Chirurgie.* «

Gérard Vanſwieten préſente la même idée dans ſes Commentaires *ſur les bleſſures en général* : la Médecine qui s'occupe *des maux extérieurs*, eſt la plus ancienne & la plus importante.

En faut-il davantage pour démontrer que de ces deux parties de l'Art de guérir, celle qui a conſervé excluſivement chez les modernes le nom de *Médecine*, eſt née de celle qui ſemble l'avoir perdu ? Mais que dis-je, elle n'en a pas ſeulement tiré ſon origine, elle en a encore reçu ſes lumières. Un Médecin *diététique* pourra-t-il ſe former une idée des maladies qui affectent l'intérieur du corps humain, ſi jamais ſes yeux n'ont été frappés de celles qui en affligent l'extérieur. Parviendra-t-il ſans ce noviciat indiſpenſable, à ſavoir ce que c'eſt qu'une *inflammation*, un *abcès*, la *rupture d'un vaiſſeau*, &c.

& pourra-t-il, à plus forte raiſon, ſans témérité entreprendre de les traiter ?

D'ailleurs, un homme attaqué d'un dérangement intérieur peut différer de recourir aux remèdes, ou même, ſans en prendre, recouvrer ſa ſanté; des expériences journalières le prouvent. Mais s'il a une jambe caſſée, un bras luxé, s'il a le crâne enfoncé, &c., le ſecours, & le prompt ſecours de la main du Chirurgien eſt indiſpenſable. Il en eſt de même de la rupture d'un gros vaiſſeau, qui l'expoſe à perdre la vie avec ſon ſang, ſi cette main puiſſante ne vient en arrêter l'effuſion.

C'eſt aux braves défenſeurs d'un Etat ſur-tout, c'eſt à ces ſoldats qui dévouent leur exiſtence au ſoutien des Empires, qu'il faudroit demander à quel rang, dans l'ordre des ſciences utiles, on doit placer la *Chirurgie ?* balanceroient-ils à lui aſſurer unanimement le premier ? Dans toutes les maladies, elle eſt leur ſeule reſſource : mais pour ſentir les obligations qu'ils lui ont, c'eſt ſur un champ de bataille qu'il faut la ſuivre : c'eſt là qu'on la verra porter par-tout l'eſpoir & la vie ; arracher à la mort ſes victimes ; conſerver, pour jouir de la victoire, les héros qui l'ont payée de leur ſang, & pour tout dire, établir ſur cette ſcène même de carnage, le triomphe de la bienfaiſance & de l'humanité.

Combien de maladies *internes* dans leſquelles le Médecin ne peut rien ſans le Chirurgien? Combien même y en a-t-il peu où cettte aſſociation ne ſoit pas néceſſaire; tandis que dans celles qui ſont du reſſort ſpécial du Chirurgien, il n'a jamais beſoin de l'aſſiſtance du Médecin! Dans le cas d'une bleſſure grave, d'une fracture, à qui recourt-on? de qui l'infortuné que la douleur dévore, que la mort menace, attend-il ſon ſalut?

Dans les maladies *chroniques*, où le *cautère* eſt le ſeul remède qui puiſſe donner des eſpérances, le Médecin qui en voit la néceſſité, n'eſt-il pas obligé d'appeler à ſon aide un Chirurgien? Dans les fièvres inflammatoires, eſt-ce un régime compaſſé, ſont-ce des remèdes palliatifs qui ſauveront le malade; n'eſt-ce pas la *ſaignée* qu'il faut au plus vîte oppoſer à cet ennemi violent & furieux? Ces maladies mortelles par elles-mêmes, tarderont elles à le devenir en effet, ſi l'on ne ſe hâte de les enchaîner par ce remède, que la main ſeule du Chirurgien peut appliquer?

Il y a des momens où la nature épuiſée,

ſouvent moins par la maladie que par les remèdes, ne trouve plus dans le malade les forces néceſſaires pour conduire à ſa perfection la criſe qui ſeule peut le ſauver : les *véſicatoires* alors ſont l'unique voie de ſalut. En ſtimulant d'un côté les nerfs & les fibres, en évacuant de l'autre une partie des humeurs viciées, elles contribuent infiniment à déterminer cette criſe, dont réſultera une eſpèce de réſurrection : & n'eſt-ce pas encore du Chirurgien que dépend l'application de ce ſpécifique ?

Je pourrois citer des exemples ſans nombre qui concourroient tous à établir la même vérité ; c'eſt-à-dire que la *Chirurgie* ſans la *Médecine* ſera encore la conſolation & la reſſource de la ſociété : au lieu que ſans la *Chirurgie* la *Médecine* ſe réduira toujours à une théorie vague & faſtueuſe, plus propre à l'amuſement des oiſifs en ſanté, qu'à la guériſon des malades.

On peut avec des ſyſtêmes ingénieux & de la langue, ſe faire ce qu'on appelle une grande réputation ; mais il s'en faut bien que ces beaux parleurs qui dédaignent la Chirurgie, ſoient des guériſſeurs, au contraire, ils échouent dans le traitement des maladies, même les plus ſimples, & très-ſouvent ils les augmentent, au lieu de les guérir.

Voilà ſans doute pourquoi toutes les nations, pendant tant de ſiècles, ſe ſont contentées d'avoir des *Chirurgiens* : voilà pourquoi tant de générations n'ont donné qu'à eux le nom de *Médecin*, & ne vouloient point en effet d'autre *Médecine que la Chirurgie.*

L'époque à laquelle on a commencé à faire une ſcience, une eſpèce de grade ſéparé de la *Médecine interne*, eſt le Pontificat d'Innocent III, en 1215. Malgré cette époque, la Médecine ne remonte cependant, n'a été connue du moins & n'a joui d'une exiſtence bien ſéparée, que depuis le commencement du 14e ſiècle. La Chirurgie date de la naiſſance du genre humain. La Médecine ſemble n'avoir pour objet que la commodité, l'aiſance de ceux qui s'y attachent. La Chirurgie eſt le fruit d'un des beſoins les plus preſſans de la ſociété. On peut ſe paſſer des ſecours de la Médecine ; ceux de la Chirurgie ſont d'une néceſſité indiſpenſable. Il y a eu autrefois, & il y a encore des nations entières qui n'ont pas de Médecins. L'Hiſtoire ne nous en montre aucune, il n'en exiſte point aujourd'hui, même parmi les Sauvages les plus barbares, qui ſoient dépourvues de Chirurgiens. Enfin, *Hébreux*, *Phéniciens*, *Aſſyriens*, *Indiens*,

Grecs, *Arabes*, *Chinois*, &c. & tous les autres peuples ſans exception, ont eu, ont encore leurs Chirurgiens. Quelle place occupe dans leurs annales la Médecine, cette fille ingrate, ſi obſtinément occupée depuis près de ſix ſiècles en Europe, à vouloir humilier & dégrader ſa mère ?

Et dans cette Europe même, laquelle des deux rend de plus fréquens, de plus importans ſervices ? Les laboureurs, les ſoldats n'y compoſent-ils pas la plus nombreuſe partie de chaque nation ? Et n'eſt-ce pas à des Chirurgiens qu'eſt confié le ſoin de la ſanté, de la vie de tous les hommes qui peuplent les campagnes, & compoſent les armées ? La pauvreté qui déſole ſouvent ces campagnes, en écarte les Médecins. On ne trouve point de ces Docteurs dans les lieux où la cupidité ne peut être ſatisfaite ; ils ne fixent leur ſéjour que dans les villes où les richeſſes & la grandeur ont fixé la leur : dans ces villes mêmes, ils ne ſe rabaiſſent guère juſqu'au menu peuple, c'eſt le partage qu'ils laiſſent aux Chirurgiens.

Je ne peux donc le publier trop hautement, ni trop le répéter ; le premier guide que doit conſulter celui qui ſe deſtine à l'Art de guérir, la première ſcience qu'il doit s'approprier, c'eſt la Chirurgie. En un mot, il ne peut y avoir de Médecin digne de ce nom & de la confiance, comme de l'eſtime du public, que celui dont les premières recherches ont eu pour objet l'Art qui, ſoumettant d'abord en quelque ſorte l'eſprit aux yeux & aux mains, le met enſuite en état de les diriger ; l'Art à la faveur duquel un homme éclairé, d'après ce qu'il voit, ce qu'il touche, peut deviner ce qu'il n'eſt poſſible ni de toucher, ni de voir.

J'irai encore plus loin : malgré cette ſéparation apparente, malgré la différence des noms adaptés par l'uſage & le temps à l'exercice d'une ſcience dans laquelle tant de ſiècles n'avoient point admis de diſtinction, j'oſerai ſoutenir qu'aujourd'hui, comme autrefois, il n'y a qu'une eſpèce de Médecine, ſoit par ſes principes, ſoit par ſes procédés, ſoit par ſon objet : l'Art de guérir, enfin, n'eſt-il pas indiviſible ? Admettez-y tant de départemens que vous voudrez, n'eſt-ce pas au ſoulagement du malade qu'ils doivent tous concourir ? Que le ſujet qui s'y dévoue, ſe deſtine plus particulièrement à la Chirurgie, ou à la Médecine, peu importe ; ſon deſſein doit être d'y parvenir à la plus haute perfection à laquelle ses dispositions naturelles lui permettent d'aspirer, & pour cela ne faut-il pas qu'il embrasse dans ses recherches l'Art entier.

Quelle est la partie de la Médecine dont on osera dire qu'elle est inutile à un Chirurgien? Quelle est celle de la Chirurgie dont un homme éclairé prendroit sur lui de soutenir que la *vraie Médecine* peut se passer? Celui qui posséde également les principes élémentaires de l'une & de l'autre, peut sans doute ensuite dans ses recherches, dans ses travaux, donner une préférence particulière à celle pour laquelle il se trouvera plus de goût & de facilité; mais je ne crains point d'être démenti par aucun de ceux qui peuvent prononcer sur cette matière, quand je dirai que si c'est la Chirurgie qu'il choisit, c'est la carrière la plus noble, la plus pénible & la plus utile à laquelle il se dévoue.

Que les Médecins pardonnent ma franchise; leur Art, en tant qu'ils l'exercent séparément de nous, n'est-il pas, de l'aveu de tout le monde, même de tous les Médecins instruits & de bonne foi, une science purement conjecturale? N'est-ce pas de tous ceux qui occupent l'esprit de l'homme, celui où la plus longue habitude peut le moins garantir des erreurs, celui qui se prête le plus à l'impoſture ? En eſt-il de même de la Chirurgie ? Non.

Il lui eſt en général auſſi difficile de ſe méprendre que de tromper. Les yeux du Chirurgien dirigent ſa main dans les opérations où il peut s'aider à-la-fois de ces deux organes ; ils l'éclairent même, par le ſecours de ſa mémoire, dans les occaſions où il eſt, comme le Médecin, réduit à conjecturer ; ſurveillé preſque toujours par ceux qui l'entourent, obligé de rendre raiſon de tous ſes raiſonnemens, comme de tous ſes procédés, ſes ſuccès lui appartiennent à d'autant plus juſte titre, qu'il auroit plus de peine à couvrir ſes fautes.

De ce qu'il marche plus ſûrement, qu'on n'aille cependant pas conclure que la ſcience en elle-même ſoit pour lui plus aiſée à acquérir. Non-ſeulement tout ce qu'un Médecin eſt obligé de ſavoir, il faut qu'un bon Chirurgien en ait une parfaite notion : mais il y a une infinité de connoiſſances qu'un Médecin croit pouvoir négliger, & qu'un Chirurgien honnête homme eſt en conſcience obligé de ſe procurer. Par exemple, dans ce qui concerne l'anatomie, les Médecins de nos jours croient que la ſplanchnologie ou anatomie des viſcères, leur ſuffit ;

mais que feroit-ce qu'un Chirurgien qui s'y borneroit ? Ce dernier ne doit-il pas approfondir tous les détails de l'anatomie fans exception ?

Et ce n'eft pas d'une infpection légère des parties qu'il lui eft permis de fe contenter ; il faut qu'il difsèque lui-même, qu'il compare journellement ce qu'il fait, ce qu'il voit, ce qu'il touche, à ce qu'on a fait, vu, touché avant lui ; il faut que fa main fe familiarife, par un ufage habituel du fcalpel, avec celui de tous les autres inftrumens dont l'Art doit s'armer dans les opérations férieufes. Sans cela comment, quand il faudra de la *théorie* paffer à la *pratique*, faura-t-il couper ce qui doit être foumis au tranchant du biftouri, & gliffer, fans y toucher, auprès de ce que l'inftrument doit refpecter ? comment acquerra-t-il cette légèreté & cette fûreté tout-à-la-fois, qui va, même au travers des parties faines, porter à la partie malade le fecours que la moindre déviation peut rendre mortel ? comment enfin parviendroit-il à imprimer dans fa mémoire un tableau fi précis de tout l'intérieur du corps humain, qu'il en voie, qu'il en démêle tout le jeu, comme on diftingue à travers un morceau d'ambre les infectes qu'il enveloppe ?

Eſt-ce ſans étude, eſt-ce ſans travail qu'il eſt poſſible de parvenir à poſſéder l'emploi des inſtrumens, & à en déterminer la juſte application ? Eſt-ce ſans une aſſiduité opiniâtre, ſans une réflexion nourrie par de longues expériences, qu'on peut s'inſtruire du moment où il faut recourir à ſes terribles & ſalutaires reſſources, comme des précautions preſque ſans nombre dont il faut uſer avant, pendant & après l'opération ?

L'Art de la Chirurgie eſt donc tout-à-la-fois le plus ancien, le plus néceſſaire, le plus étendu, le plus difficile, à conſidérer toutes les lumières, toutes les connoiſſances dont il exige la réunion: mais j'ai avancé de plus qu'il n'y en avoit point de plus ſatisfaiſant en lui-même, pour les hommes qui ont le courage de s'y conſacrer : il ne ſera pas difficile d'en donner pluſieurs preuves convainquantes.

Je l'ai déjà fait obſerver, il marche à découvert : le bon Chirurgien rend compte & à ſoi-même & aux autres de tous ſes mouvemens. Il y a des cas où, même dans la cure des maladies internes, la Médecine eſt trop heureuſe d'implorer, de recevoir ſon aſſiſtance : il n'y en a aucun où celle-ci puiſſe avec ſincérité s'enorgueillir des bons effets des médicamens qu'elle ordonne, s'en attribuer à elle-même exclusivement le succès & la rapidité : il n'y en a aucun où un Médecin de bonne foi puisse se dire, *si je n'avois pas vu ce malade, il seroit infailliblement péri :* & il y en a mille où un Chirurgien, sans blesser ni la vérité ni la modestie, peut se rendre à lui-même ce témoignage.

Par exemple, voilà un blessé qu'une hémorragie opiniâtre menace d'une mort prochaine ; un Chirurgien habile parvient à l'arrêter : pour se former une idée du plaisir qu'il éprouve en voyant tarir cette source funeste, pour concevoir avec quelle satisfaction il forme le dernier pli du bandage que le sang ne traverse plus, il faut l'avoir connu par soi-même.

Il va voir un ouvrier dont la chûte d'une pierre a enfoncé le crâne, ou à qui un coup violent a occasionné un épanchement de sang dans la tête : cet infortuné est privé de l'usage de toutes ses facultés, il va périr. Mais une main salutaire s'apprête : le trépan sagement dirigé donnera une issue à ce sang qui comprime le cerveau, elle relevera les pièces d'os enfoncées : la mort à l'instant est forcée de lâcher sa proie : en un clin d'œil le cadavre immobile redevient

redevient un corps animé ; les traces de l'opération ne servent qu'à constater le triomphe de l'Art, & le miracle qu'il vient d'opérer.

Qui empêche celui-ci de parler, ou même de manger ? d'où vient à cet autre l'impuissance de se mouvoir, que ses cris au moindre effort, & les symptômes de la plus vive douleur ne permettent point de confondre avec une *paralysie ?* Le premier a la mâchoire inférieure *luxée :* une violente chute a déplacé chez l'autre la tête de l'os de sa cuisse ou de son bras. Le Chirurgien arrive, il les touche ; à la minute la douleur s'évanouit, & le mouvement renaît.

Quel spectacle hideux ! cet homme paroît suffoqué : son visage est violet & enflé : il fait de vains efforts pour respirer : tous ses muscles sont tendus : ses membres se tordent par des convulsions effrayantes : ses yeux fixes & éteints seroient déjà fermés, si l'excès de la souffrance n'en agitoit douloureusement la paupière. Le Chirurgien s'approche ; il enlève adroitement un corps étranger arrêté dans la gorge : sur le champ le paroxisme finit, comme un songe à l'instant du réveil : le malade lui-même ne pourroit assigner d'intervalle entre le dernier dégré de ses tortures, & sa guérison complette.

Dans les opérations mêmes où la cure eſt moins rapide, où la certitude de n'en avoir point de ſuites dangereuſes à craindre, n'exclut ni les douleurs préſentes du premier traitement, ni les fatigues & les angoiſſes des panſemens poſtérieurs, telles que les fractures, l'extirpation du cancer & bien d'autres, l'eſpérance conſolante les adoucit : elle précède le Chirurgien, lorſqu'il arrive : elle continue à ombrager le lit du malade, lorſqu'il ſe retire. Ses preſtiges bienfaiſans dérobent à la vue la longueur de l'eſpace qu'il faut employer à la formation du calus, à la conſolidation de l'ulcère, à la réparation totale des pertes que la nature a ſouffertes ; elle ne montre que le terme heureux où tout ſera oublié. Ce terme, le Chirurgien qui en calcule les progrès en même temps qu'il les accélère, en goûte auſſi la joie par anticipation ; & cette joie eſt pure ; elle lui appartient toute entière, ainſi que le ſuccès. La Médecine a-t-elle un ſeul fait de cette eſpèce à alléguer en ſa faveur ?

Non : ſon plus grand mérite, de l'aveu même des Médecins prudens & éclairés, conſiſte à éviter de troubler la nature : ſa plus grande utilité eſt de ſavoir en ſuivre les indications avec ſcrupule, & tout au plus d'en ſeconder les efforts : mais le Chirurgien ne ſe contente pas de l'aider, il oſe ſouvent la maîtriſer ; il ſait même quelquefois en réparer les oublis. Par exemple, on a vu des enfans naître avec le *vagin*, ou l'*urètre*, ou l'*anus* fermé : ces êtres malheureux n'auroient donc reçu la vie que pour la perdre à l'inſtant, ſi une opération hardie ne ſe hâtoit de compléter en quelque ſorte leur organiſation ; ſi un Chirurgien bienfaiſant ne venoit créer dans ces corps imparfaits, des conduits à la liberté deſquels tenoit leur exiſtence.

Et n'eſt-ce que dans les maladies externes, dans les infirmités, ou les dérangemens acceſſibles à la main, que l'Art qui *agit* l'emporte ſur celui qui *ſpécule ?* Non, ſans doute. Un homme qui ſemble ſe porter bien d'ailleurs, ſe ſent attaqué d'une peſanteur douloureuſe dans les aines. Des graviers échappés avec ſes urines, lui annoncent qu'il porte dans ſes entrailles un ennemi caché, dont chaque jour augmentera la force & l'influence.

Docteurs à ſyſtêmes, prodiguez ici les ordonnances & les médicamens ; inondez l'eſtomac du patient de remèdes diſſolvans, fondans, ſavoneux, &c. au lieu de le guérir de ſa première maladie, vous lui en donnerez, comme cela arrive fort ſouvent, une ſeconde : aux tourmens qui lui rendent la vie amère, vous joindrez des dégoûts qui la lui rendront importune : mais qu'il appelle un *Lithotomiſte*, un Chirurgien exercé à faire l'opération de la taille : celui-ci ira ſur le champ attaquer le mal dans ſa ſource : ſa main clairvoyante, dirigée par la ſonde, pénètre dans le viſcère inacceſſible en apparence, où l'ennemi ſe cache ; en peu de minutes la tenette victorieuſe revient chargée de la pierre, ſurpriſe au fond de la veſſie qu'elle déchiroit.

Et quand un épaiſſiſſement graduel rend peu-à-peu le criſtallin impénétrable aux rayons du jour, eſt-ce avec des recettes, avec des potions ou des mixtures, que le Médecin rendra à cette humeur ſa fluidité ? Eſt-ce avec ces expédiens qu'il entreprendra de chaſſer la nuit dans laquelle ſe trouve plongé l'infortuné qui implore ſes ſecours ? Sans l'intervention du Chirurgien ces ténèbres ſeroient éternelles ; ſa main ſeule eſt capable de lever ce noir rideau qui interceptoit, pour l'œil attaqué de cataracte, le paſſage de la lumière.

Il en eſt de même de l'*hydropiſie*, du *ſarcocèle*, de l'*hydrocèle*, des *abcès dans la poitrine*, &c. pour évacuer ces eaux qui ne tarderoient pas à noyer les parties dont le jeu eſt eſſentiel à la vie ; pour enlever ces maſſes importunes, dont le ſéjour n'eſt preſque jamais ſans danger ; pour percer, vuider ces tumeurs dont la maturité riſque de devenir mortelle, autant que l'accroiſſement en a été douloureux, les efforts de la Médecine ne prouvent que ſon impuiſſance: plus elle diffère à l'avouer, plus elle tourmente, plus elle expoſe le malade ; s'il y a pour lui quelqu'eſpoir de guériſon, ce n'eſt que de la main ſalutaire du Chirurgien qu'il faut l'attendre.

Il en eſt de même encore dans certaine *ſquinancie ;* les muſcles du larinx enflammés interdiſent tout paſſage, non-ſeulement aux remèdes, mais même à l'air : le Médecin exclus, ainſi que ſes breuvages, ne peut donner au malade, à-demi ſuffoqué, même l'eſpérance. Le biſtouri du Chirurgien fait bien plus : il perce les *bronches* : il ouvre un nouveau paſſage à la reſpiration, & ſurprenant, pour ainſi dire, la maladie du côté qu'elle ſe croyoit inacceſſible, il ne tarde pas à la chaſſer.

Enfin, en deux mots, rien de plus court que la liste des remèdes médicaux vraiment salutaires, sur lesquels les malades puissent compter: tandis, au contraire, que l'on peut faire une énumération très-nombreuse de ceux que la Chirurgie emploie avec confiance, & dont les preuves journalières confirment l'efficacité.

Le public doit donc toujours se méfier de ces Médecins-droguistes, qui n'ont étudié que l'Art d'en faire accroire, l'Art de faire des ordonnances; il ne doit donner sa confiance qu'à ceux qu'il sait ordonner le moins de remèdes, & être persuadés qu'ils sont les plus honnêtes & les plus instruits. Toute la Médecine, je le répete encore, consiste à ne pas troubler le travail de la nature, & à lui prêter quelquefois la main par des secours simples & prudens. Voilà ce qui distingue le *vrai Médecin* d'avec le *Médicastre* : ce dernier semble s'être fait un principe de renoncer à l'expérience & de mépriser la nature; sans cesse il la détourne du but où elle tend, & il l'accuse des fautes dont son ignorance est la première source : jamais il ne lui donne le temps d'agir; pour la moindre indisposition, il accable l'estomac de son malade de drogues toujours plus préjudiciables qu'utiles.

Quand, par hasard, celui qui a eu le malheur de se mettre entre ses mains, ne succombe pas à ses absurdités, il a l'impudence de lui faire accroire qu'il a fait une grande cure : quoique dans le fait très-souvent on n'eut point été malade, si on ne l'eut point appelé. Ce méprisable Médecin ressemble aussi beaucoup aux rebouteurs ; de même qu'eux, jamais, quand on le consulte, il ne dit vous n'avez rien, ce ne sera rien ; ces mots lui sont inconnus, parce qu'ils ne remplissent point ses vues malhonnêtes : c'est ainsi qu'avec beaucoup d'hardiesse & de présomption, il se fait une espèce de réputation parmi les personnes qui ne sont point en état de le juger.

Que le bas peuple qui, en général, ne peut être que très-ignorant, soit dupe & victime de ces charlatans privilégiés, qui ne possèdent d'autre science que celle de formuler, cela n'est pas surprenant : mais ce qu'on conçoit avec peine, c'est que des personnes instruites & éclairés donnent également leur confiance à ces impitoyables droguistes, qui procurent plus de maladies qu'ils n'en guérissent ; qui, tous les ans, pour soutenir leur réputation chancelante, imaginent quelques nouveaux moyens d'abuser de la crédulité du public.

Après tout ce qui vient d'être dit, j'ose espérer qu'insensiblement les personnes qui ont toujours fait plus de cas de la Médecine que de la Chirurgie, reviendront de leur erreur, & ne douteront plus qu'un Chirurgien vraiment instruit puisse également pratiquer la Médecine comme la Chirurgie. Ces personnes auront moins de peine à le croire, lorsqu'elles sauront qu'un Chirurgien, pour se faire recevoir, a besoin d'étudier à fond toutes les différentes parties de l'Art de guérir; tandis qu'un Médecin, pour recevoir le digne bonnet, n'a besoin d'en apprendre que très-superficiellement une seule, qui est la partie systématique. En général ne sait-on pas aussi que le Chirurgien est appelé tous les jours seul par la confiance du public, pour le traitement de différentes maladies où il ne s'agit point du tout de la Chirurgie; de même qu'il est appelé pour d'autres où il en est question, ainsi que de la Médecine, & cela par différens malades qui ont chacun leur Médecin. Qui donc est plus à même que le Chirurgien d'apprendre la Médecine, & de juger de la capacité des Médecins? Qui donc peut mieux que le Chirurgien observer le bon ou le mauvais effet des drogues que ne cessent d'ordonner certains Médecins, & décider de la ſolidité ou de l'abſurdité de leurs ſyſtêmes. Si l'aſpirant à la Médecine a pu devenir Médecin ſans voir de malades, à plus forte raiſon le Chirurgien le deviendra-t-il en en voyant conſtamment, & étant continuellement témoin, comme je viens de le dire, de la pratique des différens Médecins avec leſquels il ſe trouve journellement. Cela doit néceſſairement être, ou bien il faut que les organes d'où dépendent les facultés intellectuelles d'un prédeſtiné à la Médecine, ayent été paitris d'un limon plus pur dans ſa formation, que celles d'un prédeſtiné à la Chirurgie : ou bien encore, il faut que le beau titre de Médecin ſoit indiſpenſable à l'exercice de la Médecine; pour lors, ſi cela eſt, nous devons avouer que le bonnet de Docteur, qui donne ce beau titre, a une étrange vertu.

Comme cette vertu eſt fort douteuſe, tâchons de prouver encore par un ſeul fait, qui n'eſt point du tout douteux, qu'un Chirurgien inſtruit pratique tous les jours la partie de l'Art de guérir la plus difficile, celle qui demande le plus d'études & de ſavoir. Les opérations, quoique ſouvent fort délicates en elles-mêmes, ne ſont cependant pas la preuve la plus déciſive de la capacité & des talens du Chirurgien. La connoiſſance des cas qui les exigent, les accidens qui les ſuivent, le traitement qui doit varier ſelon la nature & les différences de ces accidens; tous ces objets, étrangers aux Médecins, ne ſont-ils pas les objets eſſentiels de la Chirurgie? Qu'il ſe préſente, par exemple, une luxation du pied, accompagnée de fracture & d'une plaie conſidérable : la réduction, quoique des plus difficiles, n'eſt qu'une petite partie du traitement de cette maladie. S'il eſt une circonſtance embarraſſante, & qui demande de la part du Chirurgien de la ſagacité, du jugement & du ſavoir, c'eſt certainement celle-là. L'amputation ſur le champ paroît indiquée, elle a même été recommandée & pratiquée par de grands maîtres. Pour trouver, dans un cas auſſi épineux, une contre-indication qui empêche de prendre ce parti violent, il faut avoir des lumières profondes, non-ſeulement ſur l'économie animale, mais encore ſur l'état où ſont les parties bleſſées, ſur les changemens des liqueurs, & ſur la nature des remèdes à employer pour prévenir ou remédier aux inflammations, aux étranglemens, aux dépôts, aux ſuppurations exceſſives, à la fièvre, aux convulſions, enfin aux accidens ſans nombre qui, toujours, ſuivent de près ces ſortes de bleſſures.

L'exercice de la Chirurgie demande donc une théorie lumineuſe & profonde : cette théorie qui en fait la baſe, fait auſſi le mérite & la difficulté de cet Art.

Il faut que l'eſprit ſoit préparé pour entrer dans la Chirurgie, comme il doit l'être pour entrer dans les autres ſciences, c'eſt-à-dire, qu'il faut apporter dans la pratique de cet Art, les connoiſſances qui nous dévoilent les opérations de la nature : ſans ces connoiſſances, on ne ſauroit pénétrer juſqu'aux vérités qui forment les règles par leſquelles on doit ſe conduire dans la cure des maladies.

Une autre qualité encore bien indiſpenſable au Chirurgien, eſt la ſenſibilité.

Quiconque croit qu'il eſt dur & inſenſible, eſt dans l'erreur la plus cruelle. Quelle eſt l'homme aſſez inflexible, ou plutôt aſſez barbare, pour ſoutenir ſans émotion le ſpectacle multiplié des infirmités humaines, pour n'être point touché des larmes de la douleur & des cris du déſeſpoir ; & ſans le charme de la ſenſibilité, qu'eſt-ce qui ſoutiendroit le courage du Chirurgien & celui du malade ? quelle douceur resteroit-il pour l'un, quelle consolation pour l'autre ?

Il se présente, il est vrai, des circonstances où, toutes les ressources étant épuisées, le Chirurgien forcé de prendre un parti rigoureux, doit s'armer aussi d'un courage intrépide, & alors il ne faut ni ménagement frivole, ni lenteur préjudiciable, ni foiblesse pusillanime; mais cette fermeté même doit être l'effet de la sensibilité. Dans ces cas malheureux sa main seule est cruelle, son cœur reste sensible.

Peut-être, au premier coup d'œil, jugera-t-on impossible l'assemblage de sentimens si divers & si fort opposés. Comment réunir en même temps les tendres mouvemens de la compassion, avec le calme indifférent du sang-froid ? la douceur du langage, avec la dureté de l'action ? Comment se rendre assez maître de soi-même, pour être ému à l'intérieur, sans rien laisser éclater au dehors ? un tel effort, je l'avoue, est au dessus des ames communes. C'est à la nature, qui seule donne le génie, de préparer de même au Chirurgien un cœur ferme & sensible : de son côté le Chirurgien, en cultivant ses talens, s'attache à nourrir dans ſon ame le germe précieux de la ſenſibilité.

Pour cet effet, il ne craint pas de pénétrer dans ces retraites publiques de l'indigence, où l'on voit raſſemblés, dans un petit eſpace, une foule innombrable de malheureux accablés d'infirmités de tous les genres : un morne ſilence règne toujours dans ces demeures lugubres ; l'air qu'on y reſpire, eſt infecté ; la douleur & la mort ſe diſputent par-tout leurs victimes ; par-tout l'œil ne rencontre que des objets de terreurs. Tant de misères & tant de maux, capables de porter dans le cœur l'abattement, s'il n'étoit ſoutenu par la ſenſibilité, ne ſont cependant qu'une partie des dégoûts attachés à la pratique de la Chirurgie.

Repréſenterai-je ici, avec le détail des panſemens, l'appareil effrayant des opérations où les membres ſont palpitans ſous le couteau qui les mutile ? Mettrai-je ſous les yeux les maux hideux & contagieux que traite le Chirurgien ? non, je veux épargner à la délicateſſe du lecteur cette peinture affreuſe ; mais ſi le récit de ces choſes, ſi l'idée ſeule en fait frémir, que ſera-ce du Chirurgien, ſpectateur actif de cette ſcène d'horreur ? Où trouvera-t-il des forces pour fupporter tant de dégouts ? comment pourra-t-il, fans fenfibilité, fans cette douce humanité, réfifter à tant de fujets de découragement ?

Entraîné par ce délicieux penchant, qu'on ne s'étonne donc plus des merveilles que le Chirurgien opère tous les jours dans les hôpitaux, chez les malades riches ou pauvres, en public, en particulier : toujours attentif, toujours compatiffant, il entreprend tout avec zèle, fans jamais témoigner la moindre répugnance : s'il éprouve quelque trouble intérieur, c'eft qu'il eft touché des maux qu'il voit fouffrir; fi fon vifage paroît quelquefois altéré, c'eft la pitié feule qui s'y peint : s'il lui arrive de gémir de fon état, c'eft parce que l'Art ne lui fournit pas toujours des moyens affez prompts, ou affez fûrs, pour guérir toutes les infirmités.

Plus il eft affligé de l'infuffifance inévitable de l'Art de guérir, dans certaines circonftances, plus il eft avide d'en connoître toutes les reffources pour des occafions moins fâcheufes. Cette ardeur de s'inftruire eft un nouvel effet de fa fenfibilité. Non-feulement elle donne l'amour du travail ; elle le dirige encore, en ne l'appliquant jamais qu'à des objets utiles. Ainfi, le Chirurgien uniquement dévoué au bien de ſes ſemblables, néglige les ſyſtêmes frivoles qui font toute la ſcience du Médecin, pour s'attacher aux faits de pratique ; il ſait diſtinguer les connoiſſances vraiment eſſentielles & néceſſaires, d'avec celles qui n'ont pour but qu'une orgueilleuſe & vaine oſtentation.

Comment donc ! pourroit-on encore m'objecter, le Chirurgien emploiera le fer & le feu, il fera couler des flots de ſang, il cauſera des tourmens atroces, & cependant il ſera ſenſible ; & ſon ame ne ſera point endurcie par l'habitude de ces opérations cruelles ! Hé ! mais non ! dans le temps même qu'il ſemble étouffer tout ſentiment de compaſſion, lorſqu'il paroit le plus inhumain, que cherche-t-il, que deſire-t-il, que veut-il, ſi ce n'eſt le ſoulagement & la guériſon des malades ? Pourquoi donc, faiſant tout pour le bien, ne feroit-il pas ſuſceptible des impreſſions tendres & délicates de la bienfaiſance & de la ſenſibilité ?

Le plaiſir de ſervir ſes ſemblables, de leur rendre la ſanté, de leur conſerver la vie ; en un mot, le plaiſir de faire du bien, voilà cette récompenſe précieuſe & durable, que ni les efforts de l'envie, ni les changemens de circonſtances, ni les caprices de la renommée ne ſauroient enlever : voilà le prix de tant d'études pénibles, de fonctions rebutantes entrepriſes courageuſement par le Chirurgien, de tant de peines d'eſprit, de chagrin & d'inquiétudes qu'il a ſoufferts ; enfin voilà les fruits délicieux que la ſenſibilité lui produit pour lui-même. Un coup-d'œil rapide ſuffira pour découvrir également ceux qu'en retirent les malades.

Dans ces momens de déſolation & de trouble où le malade, accablé par ſes maux & par ſes réflexions, doublement tourmenté par ce qu'il ſent & par ce qu'il redoute, voit la carrière de la vie ſe fermer devant lui. Un rayon d'eſpérance vient rendre le calme à ſes ſens agités. La Chirurgie lui préſente des reſſources multipliées ; un ſecours prompt & bien dirigé peut le ſauver encore ; mais à qui confiera-t-il l'intérêt de ſes jours ? Quelle ſera la main ſalutaire qui fermera ſes plaies, qui ſaura ſe frayer habilement une route à l'intérieur même du corps, pour en arracher des germes deſtructeurs.

Les talens reconnus du Chirurgien, ſes nombreux ſuccès, contribueront beaucoup à déterminer le choix du malade ; mais ſuffiront-ils pour le fixer ? Non ; quelqu'habile que ſoit un Chirurgien, quelque réputation qu'il ſe ſoit faite, s'il paroît indifférent ſur le ſort des malades, s'il ne leur montre pas au contraire l'intérêt le plus vif, s'il ne joint pas l'ame la plus ſenſible à l'eſprit le plus éclairé, je ne crains pas de le dire, jamais il n'inſpirera cette confiance qui calme les inquiétudes des malades, diſſipe leurs craintes, ſoutient leur eſpérance, & accélère leur guériſon.

Heureux le malade qui trouve dans le Chirurgien, dépoſitaire en quelque ſorte de ſa ſanté, les talens & le zèle, la promptitude & la ſageſſe, le courage & la douceur, l'expérience & la ſenſibilité ! Les plus grands périls n'ont rien qui l'épouvante ; il repoſe tranquillement, tandis que l'humanité veille ſur lui ; &, malgré tous les tourmens qui viennent l'aſſaillir, élevé par la confiance au deſſus de l'orage, il conſerve dans ſon cœur la paix, l'eſpoir & la ſérénité.

Si tous les malades ont droit à la pitié, ſi tous ont beſoin d'encouragemens, il en eſt une claſſe à qui l'on doit plus particulièrement des ſoins affectueux & de tendres conſolations. Je veux parler de ce ſexe délicat, que la nature a comblé de charmes & accablé d'infirmités ; qui ſemble n'être fait que pour plaire & pour ſouffrir.

Combien eſt intéreſſante cette épouſe timide, qui pour la première fois éprouve les douleurs d'un enfantement prochain ! Dans ces terribles & doux momens, tout ce qui l'approche paroît occuper ſon eſprit & redoubler ſa tendreſſe ; elle obſerve attentivement toutes les perſonnes qui l'entourent ; ſes yeux ſe fixent principalement ſur celui qui doit la ſecourir. Avec quelle inquiette curioſité elle s'efforce de lire ſon ſort dans les traits du Chirurgien ! avec quelle ſatisfaction elle y découvre la tranquillité, la décence, & ſurtout la commiſération ! Raſſurée par ſes diſcours, encouragée par ſon zèle, enhardie par ſon honnêteté, elle ſe livre aveuglement aux efforts qui la preſſent, elle mépriſe tous les dangers ; pour prix de ſon courage, elle reſpire, & ſes vœux ſont comblés.

Tels ſont les effets ineſtimables de la ſenſibilité du Chirurgien pour les malades ; elle fixe, ainſi que je l'ai déjà dit, leur confiance, modère leurs douleurs, contribue à leur guériſon ; elle les ſoutient, les charme, les conſole ; elle fait enfin naître en eux les ſentimens durables de la plus vive reconnoiſſance.

O vous ! jeunes gens qu'un penchant louable porte à vous dévouer à l'Art important de la

Chirurgie, avant de vous engager dans cette pénible carrière, consultez bien vos forces, sondez bien votre cœur. Si vous ne sentez en vous-mêmes cette activité des grandes ames, ce feu du génie, cette adresse, qui triomphent de toutes les difficultés, qui s'élèvent au dessus de tous les obstacles : si vous n'êtes nés avec cette inépuisable sensibilité qui s'attendrit partout à la vue des misères humaines, renoncez à votre projet, cette noble carrière n'est pas faite pour vous.

Et vous, malades de tous sexes, de tous rangs, revenez de votre préjugé envers la Chirurgie, accordez-lui la considération qu'elle mérite, excitez son zèle & son émulation par votre confiance; & soyez persuadés que l'Art de guérir ne consiste que dans le régime ou la la diète, & dans tout ce qui est du ressort de la Chirurgie : tout après, soyez-en bien sûrs, n'est que systêmes nuisibles à vos intérêts & à votre constitution, en un mot, n'est que *charlatanerie*.

www.ingramcontent.com/pod-product-compliance
Ingram Content Group UK Ltd.
Pitfield, Milton Keynes, MK11 3LW, UK
UKHW020929180726
13838UKWH00002B/837